U0828965

高等职业教育智慧养老创新教材

供高等职业教育老年保健与管理、智慧健康养老服务与管理、护理、健康管理等相关专业使用

老年人综合能力评估

主　编　孙　超

副主编　杨术兰　王　玫

编　者（按姓氏汉语拼音排序）

代　冉　贵州护理职业技术学院
黄　艳　四川大学华西医院
李燕萍　重庆医药高等专科学校
梁思远　首都医科大学附属北京友谊医院
罗　珊　唐山职业技术学院
孙　超　北京医院
王　玫　华中科技大学同济医学院附属同济医院
王红艳　四川护理职业学院
杨术兰　重庆三峡医药高等专科学校
张　洁　北京医院
张双燕　泰康健康产业投资控股有限公司

科学出版社

北　京

内 容 简 介

《老年人综合能力评估》聚焦老年人功能状态维持与改善，从老年服务管理实践出发，系统设计教材内容。本教材包括7章，涵盖了概述、老年人躯体功能评估、老年人精神心理评估、老年人社会与环境评估、老年综合征及常见问题评估、老年人各系统疾病评估及养老机构评估，知识体系完整。教材内容适应时代需求，结合交叉学科最新进展，体现专业前沿；内容设计紧贴实践场景，突出专业特点；编写团队汇集多领域专家，具备丰富经验。

本教材可供高等职业教育老年保健与管理、智慧健康养老服务与管理、护理、健康管理等相关专业使用。

图书在版编目（CIP）数据

老年人综合能力评估 / 孙超主编 . —北京：科学出版社，2024.1

高等职业教育智慧养老创新教材

ISBN 978-7-03-075722-7

Ⅰ. ①老… Ⅱ. ①孙… Ⅲ. ①老年人－健康状况－评估－高等职业教育－教材 Ⅳ. ① R161.7

中国国家版本馆 CIP 数据核字（2023）第 103389 号

责任编辑：谷雨擎 / 责任校对：周思梦

责任印制：赵 博 / 封面设计：涿州锦晖

版权所有，违者必究。未经本社许可，数字图书馆不得使用

科学出版社 出版

北京东黄城根北街16号

邮政编码:100717

http://www.sciencep.com

北京富资园科技发展有限公司印刷

科学出版社发行 各地新华书店经销

*

2024年1月第 一 版 开本：850×1168 1/16

2025年1月第三次印刷 印张：9 1/2

字数：288 000

定价：45.00元

（如有印装质量问题，我社负责调换）

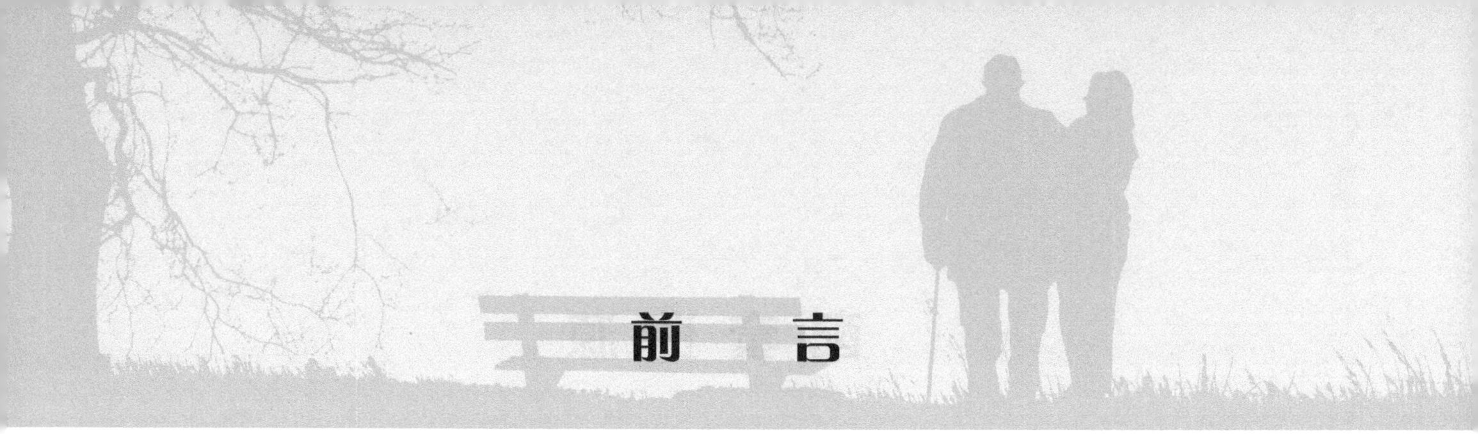

前　言

党的二十大报告指出："人民健康是民族昌盛和国家强盛的重要标志。把保障人民健康放在优先发展的战略位置，完善人民健康促进政策。"贯彻落实党的二十大决策部署，积极推动健康事业发展，离不开人才队伍建设。党的二十大报告指出："培养造就大批德才兼备的高素质人才，是国家和民族长远发展大计。"教材是教学内容的重要载体，是教学的重要依据、培养人才的重要保障。本次教材修订旨在贯彻党的二十大报告精神和党的教育方针，落实立德树人根本任务，坚持为党育人、为国育才。

人口老龄化是现代社会发展的客观趋势和全球普遍面临的问题。老年人常罹患多种慢性疾病，易出现一些常见健康问题，甚至会随着衰老出现不同程度的躯体功能障碍和认知功能障碍，进而出现自我照料能力下降，对环境的依赖性增强、对社会资源的需求量增大。在"生物-心理-社会-环境"的现代医学模式指导下，医疗卫生系统确立了"以人为中心"和"以健康为中心"的服务理念，通过老年人综合能力评估可对老年人的健康状况做出客观的、多维度的评价，从而为老年人提供全方位、合理和有效的医疗卫生服务。

本教材共7章，聚焦老年人功能状态的维持与改善，从老年服务与管理实践出发，系统设计教材内容。结合老年学及相关交叉学科最新进展，在知识、理论、技术上体现专业前沿。教材设计紧贴实践场景，框架和内容均经过严密论证，充分体现学科体系的完整性。教材内容突出专业特点，兼顾全面性、广泛性和适用性原则，具有较强的指导性。

本教材的编写贯彻《国家职业教育改革实施方案》《职业院校教材管理办法》等文件精神，落实教育部最新《高等职业学校专业教学标准》的课程建设工作要求，从需求端出发，紧扣专业内涵。教材依据高等职业学校老年保健与管理专业教学标准中的专业核心课程主要教学内容，严格遵循课程知识体系和老年保健与管理专业学生的实际需求，从科学性、系统性、专业性出发，设计章节内容，在培养老年保健与管理专业学生中具有极为重要的作用。

本教材编写团队包含老年医学、老年护理、养老产业等多领域专家，他们具有丰富的临床实践经验及教学经验。来自全国的编者通力合作，以科学、严谨的态度和极大的热忱完成教材的编写，并采用多种形式对本教材的质量进行严格把关。在此向各位编者及所有支持、帮助教材编写的人士表示诚挚的感谢！期望本教材能够满足高等职业教育老年保健与管理、智慧健康养老服务与管理、护理、健康管理等相关专业学生的需求，也能对其他感兴趣的读者起到指导作用。

由于水平有限，本教材可能有不足之处，殷切希望得到广大读者的批评指正。

编　者

2023年4月

配 套 资 源

欢迎登录“中科云教育”平台，**免费**数字化课程等你来！

“中科云教育”平台数字化课程登录路径

电脑端

- 第一步：打开网址 http://www.coursegate.cn/short/0IUFL.action
- 第二步：注册、登录
- 第三步：点击上方导航栏“课程”，在右侧搜索栏搜索对应课程，开始学习

手机端

- 第一步：打开微信“扫一扫”，扫描下方二维码
- 第二步：注册、登录
- 第三步：用微信扫描上方二维码，进入课程，开始学习

PPT 课件，请在数字化课程中各章节里下载！

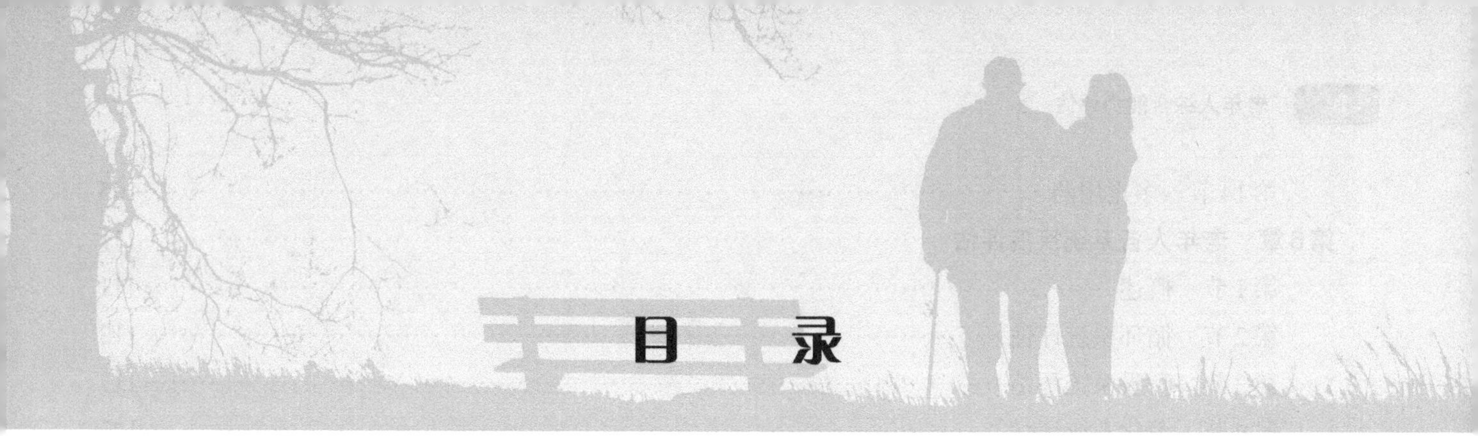

目 录

第1章 概 述

老年人综合能力评估是为科学确定老年人服务需求类型、照料等级，以及明确老年人照料、养老服务补贴领取资格等，由专业人员依据相关标准，对老年人生理、心理、精神、家庭和社会支持状况等进行的综合分析评价工作。本章将系统阐述老年人综合能力评估的概念与内涵、老年人综合能力评估规范与实施、老年人能力评估师。

第1节　老年人综合能力评估的概念与内涵

一、老年人综合能力评估概念

（一）老年人综合能力评估定义

老年人综合能力评估是指采用多学科方法评估老年人的躯体情况、功能状态、心理健康和社会环境状况等，并据此制订以维持及改善老年人健康和功能状态为目的的治疗计划，最大限度地提高老年人的生活质量。

（二）老年人综合能力评估适用人群

目前，老年人综合能力评估的适用人群尚无明确界定。国内外学者普遍认同凡是能够从综合能力评估中获益的人群都可以进行评估。具体包括：①合并多种慢性疾病、多重用药的老年人；②存在或可能存在老年综合征者，如出现认知问题、情绪障碍、眩晕、跌倒等情况者；③因急性疾病而出现功能下降，需要他人协助或照顾的老年人；④经过急性期医院住院治疗，功能有一定程度下降的老年人；⑤存在便秘、营养不良、压力性损伤等常见老年照护问题的老年人；⑥存在居住环境、社会环境和文化环境不良状况的老年人；⑦存在社会支持问题的老年人，如独居、丧偶等；⑧80岁以上的高龄老年人，需要全面了解其心身健康问题，并进行有针对性干预；⑨需要或已经入住护养机构的老年人；⑩相对年轻、功能基本健全的老年人可以根据个人需要进行评估。

二、老年人综合能力评估原则

（一）以老年人为中心，尊重老年人的原则

老年人综合能力评估是一个与老年人交流和沟通的过程，评估者要秉持以老年人为中心，尊重老年人的原则。在评估中时刻留意老年人的需求，注意老年人的安全，尊重老年人的习惯；评估房间要明亮，避免背光；直接面对评估对象，与评估对象平视；语速要慢，言语要简明、易懂，给予评估对象充足的时间回答问题等。

（二）客观、准确的原则

建议由具备老年人综合能力评估技术开展资质的专职人员，或老年科特有的多学科团队进行评估。管理服务或提供服务的人员不得兼任评估人员。评估者应秉持认真、客观的态度，评估工作不应受非相关因素的影响。评估中，若发现不明确的问题，应采用多种方式进行确认，保证评估的客观、准确。

（三）动态评估的原则

老年人常患有多种疾病，病情发展缓慢但恶化迅速，这种特性决定了老年人综合能力评估是一个动态的，需不断监测、随访和干预的连续过程。无论是在老年病房、养老院、门诊、社区，还是在家庭，只要发生健康状况急骤恶化、功能衰退、居住环境改变、哀伤或其他应激事件时，均要及时进行评估。

（四）保密原则

评估机构及评估人员应保护评估对象的个人隐私，未经评估对象或其法定监护人书面许可，不得对外披露评估对象个人及评估的相关信息。

三、老年人综合能力评估的目的与意义

（一）老年人综合能力评估的目的

1. 对老年人的健康状况做出多维度的、客观的评价。
2. 为老年人提供定性的、定量的生活照料服务和医疗护理服务。
3. 为老年人提供健康管理的主要内容和要求，提供入院、转介、出院及制订老年人照料计划的依据。
4. 为老年人提供照料服务中发生意外的概率和采取规避风险措施的依据。
5. 为老年人提供选择不同类别或不同等级医疗服务机构或养老服务机构的依据。

（二）老年人综合能力评估的意义

1. 老年人综合能力评估是对老年人进行全人照护的基础 老年人慢性病和共病现象尤为突出，机体代偿能力差，任何健康问题没有得到科学管理都可导致不良结局。老年人综合能力评估强调对老年人进行全方位、多系统疾病的综合评估，充分考虑共病间的相互影响，制订整合的照料方案。

2. 老年人综合能力评估是临床制订合理诊疗方案的依据 开展老年人综合能力评估可全面了解老年人的疾病、内在功能、外在支持系统情况，及早发现老年人潜在的功能缺陷，据此制订可行性干预方案。最终达到促进老年人功能恢复、改善老年人健康状况、降低老年人住院风险的目的。

3. 老年人综合能力评估是老年医学的工作语言 诊断疾病的《国际疾病分类》已经不足以描述老年人的整体状态，而老年人综合能力评估可以全面展示出一个老年人的健康状态、医护照料需求，是老年医务工作者的通用工作语言，以保证老年人的连续医疗。

4. 开展老年人综合能力评估能提高医护人员的服务水平 开展老年人综合能力评估可提高医护人员对老年疾病诊断的准确率，随时监测老年人疾病的临床变化，全面了解和掌握老年人的功能状态等，进而提高医护人员整体素质和服务水平。

5. 开展老年人综合能力评估可提高医疗机构的服务质量 利用老年人综合能力评估进行随访，可评估干预效果，调整下一步诊疗计划和干预方案；为不同身体状况的老年人提供不同的医疗服务，对老年人进行准确定位；减少对医疗资源的占用，提高医疗服务机构的资源利用率。

第2节　老年人能力评估规范与实施

一、老年人能力评估标准与规范

我国人口老龄化程度日趋严重，为了满足老年人养老服务的需求，国家及各地相继出台了老年人综合能力评估标准。标准的制定为老年人能力评估提供了统一、规范、实操性强的评估工具，为科学划分老年人能力等级，指导养老服务的选择、养老服务机构的运营及质量监管、相关补贴的发放等提供依据。

中华人民共和国民政部于2013年编制并发布了《老年人能力评估》行业标准。此标准共包含日常

生活活动、精神状态、感知觉与沟通及社会参与4个一级指标，进食、认知功能、意识水平等22个二级指标。此标准规定了评估环境的要求、评估方法及老年人等级划分方法。

2022年12月，国家市场监管总局、国家标准化管理委员会发布国家标准《老年人能力评估规范》（GB/T 42195—2022）。该标准的制定出台，意味着老年人能力评估领域的标准层级由行业标准上升为国家标准，这将为科学划分老年人能力等级，推进基本养老服务体系建设，优化养老服务供给，规范养老服务机构运营等提供基本依据，也为全国养老服务等相关行业提供了更加科学、统一、权威的评估工具。在总结2013年版行业标准前期实践经验，广泛借鉴相关领域做法的基础上，新标准为适应养老服务行业发展需要编制而成，内容更为全面，条目评分更为细致（表1-1）。

表1-1　老年人能力评估新旧标准对比

区别	新标准	旧标准
标准名称	《老年人能力评估规范》	《老年人能力评估》
发布时间	2022年	2013年
标准等级	国家标准	行业标准
一级指标名称	自理能力、基础运动能力、精神状态、感知觉与社会参与	日常生活活动、精神状态、感知觉与沟通、社会参与
二级指标数量	二级指标共26个，自理能力8个、基础运动能力4个、精神状态9个、感知觉与社会参与5个	二级指标共22个，日常生活10个、精神状态3个、感知觉与沟通4个、社会参与5个
计分方法	分别进行二级指标的计分和一级指标计分，再加和总分	四个一级指标分别计分，进行分量表的等级划分，再使用综合评价技术，进行总量表的等级划分
评估定级	根据总分直接进行等级划分	利用分量表综合评价技术得出等级

二、老年人能力评估的组织实施

正确实施是顺利开展与稳步推进老年人能力评估的前提。《老年人能力评估规范》对组织实施进行了相关规定，从操作层面提出工作指引，为做好老年人能力评估实施和结果应用提供了有利条件。

（一）评估环境

评估环境应清洁、安静、光线充足、空气清新、温度适宜。社区老年人集中评估时，应设立等候评估的空间，评估工作在相对独立的评估室内逐一进行。开展评估工作的机构宜设立单独的评估室。评估室内物品满足评估需要，不应放置与评估无关的物品。评估室内或室外有连续的台阶和带有扶手的通道，可供评估使用。楼梯、台阶各级踏步应均匀一致、平整、防滑（图1-1～图1-3）。

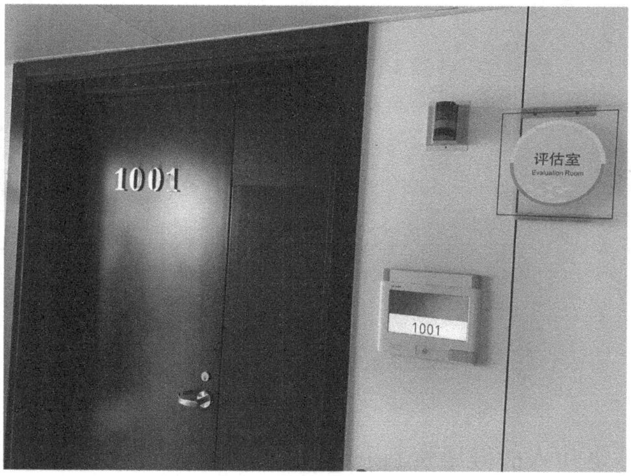

图1-1　评估室设置

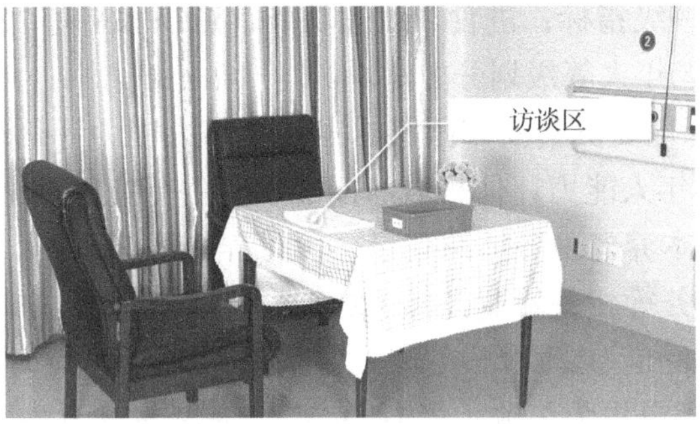

图1-2 评估区域设置

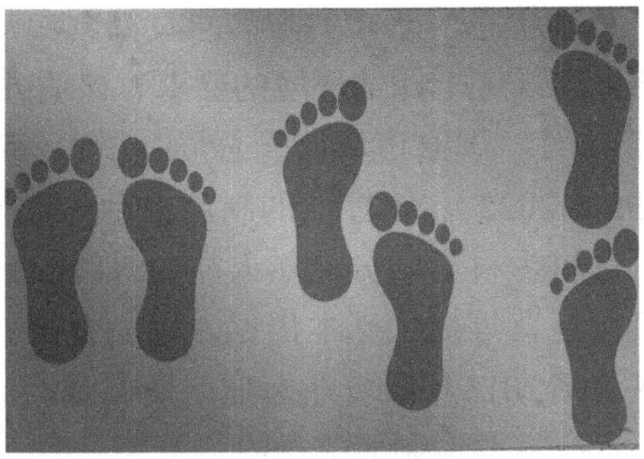
图1-3 评估地标

（二）评估主体

开展评估工作的机构应为依法登记的企事业单位或社会组织，应至少配置5名专/兼职评估人员。评估人员应具有全日制高中或中专以上学历，有5年以上从事医疗护理、健康管理、养老服务、老年社会工作等实务经历并具有相关专业背景，理解评估指标内容，掌握评估要求。评估过程中应保护被评估人员和评估人员的尊严、安全和个人隐私。

（三）评估流程

首次评估应由老年人本人或其代理人申请，申请受理后，由评估机构采取集中或入户等形式实施评估。每次评估应有2名评估人员同时在场，至少一人具有医护专业背景。评估时，老年人身体发生不适，或者精神出现问题，应终止评估。评估人员应通过询问老年人本人及照顾者，或者查询相关信息，准确填写并签字。评估人员根据评估结果准确填写评估报告，由2名评估人员确认签字，同时请信息提供者签字，并将评估结果告知申请人。老年人能力评估应为动态评估，在首次评估后，若无特殊变化，至少每12个月评估一次，出现特殊情况导致能力发生变化时，宜申请即时评估。

三、老年人综合能力评估常用方法

（一）交谈

评估人员通过与老年人，其亲友、照护者及相关的医务人员进行谈话沟通，了解老年人的健康状况和照料需求。在交谈中，评估人员应运用有效的沟通技巧，与评估对象及相关人员建立良好的信任关系，有效了解其健康相关资料。对于沟通障碍的老年人，如失聪、失语及失智的老年人等，应认真与老年人的家人、照护者及相关的医务人员进行交谈，以收集全面准确的信息（图1-4）。

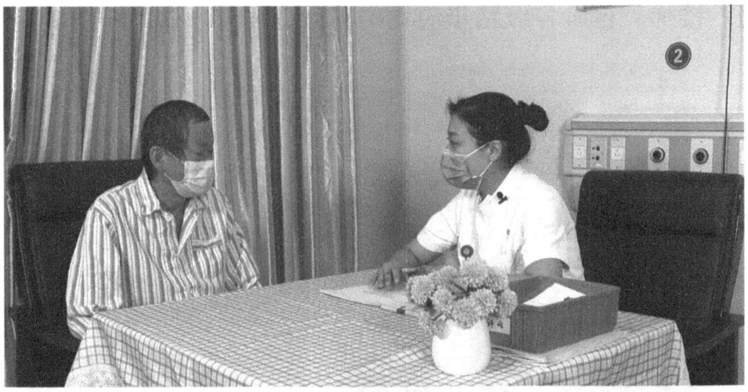
图1-4 与评估对象交谈

（二）观察

观察是指运用感官获取老年人的健康资料和信息。评估人员可通过视、听、嗅、触等，观察老年人的各种身体症状、体征，精神状态，心理反应及其所处的环境，以便发现潜在的健康问题。在观察过程中，必要时可采用辅助仪器，以增强观察效果。

（三）测试

测试是采用标准化评估工具对老年人的功能状态进行测评，常用于躯体功能评估（图1-5）。在选择评估工具时，应考虑老年人的具体情况及评估工具的可靠性。进行测试时，需特别注意保护老年人的安全，防止跌倒等事件发生。

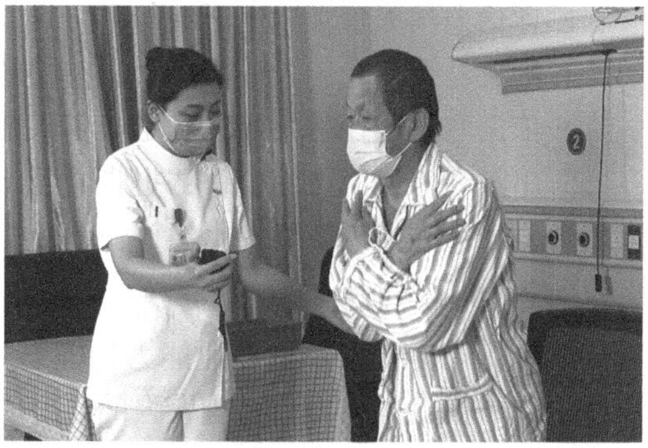

图1-5 测试

四、老年人综合能力评估技巧

（一）选择适当的方法

对老年人进行评估时，评估人员应根据评估的要求和老年人的健康状况，选择合适的体位。有些老年人触觉功能消失，在进行感知觉检查时，注意选择合适的力度，避免对老年人造成损伤。

（二）保持良好的沟通

评估人员对老年人进行能力评估时应充分考虑他们因听觉、视觉、记忆等功能衰退而出现的反应迟钝、语言表达不清等情况，运用有效的沟通技巧，保持良好的沟通。例如，与老年人交流时语速减慢、语音清晰，使用通俗易懂的语言，适当停顿和重读，采用关心、体贴的语气提出问题；运用倾听、触摸等技巧，注意观察非语言性信息，以便收集到完整而准确的资料。评估对象为认知功能障碍的老年人时，评估语言要简洁得体，必要时可由其照护者提供资料。

（三）合理安排评估时间

老年人各种感官功能退化，反应较慢、行动迟缓，思维能力下降，评估过程所需时间较长。另外，老年人容易感到疲劳，评估者可根据老年人的具体情况，分次进行综合能力评估，让其有充分的反应时间。这样既能避免老年人因疲劳而出现依从性降低的现象，又能保证评估结果的客观性。

（四）获取客观的资料

评估人员对老年人进行综合能力评估应在全面收集资料的基础上，进行客观、准确的判断分析，避免由评估者的主观判断引起偏差。尤其是在进行功能状态评估时，评估者应通过直接观察进行合理判断，避免受老年人自身因素的影响。

第3节 老年人能力评估师

为适应国家老龄事业和养老服务发展需要，规范老年人能力评估师的从业行为，引导老年人能力评估师职业教育培训的方向，为老年人能力评估师职业技能鉴定提供依据，人力资源和社会保障部颁布《老年人能力评估师国家职业技能标准》（2020年版），对老年人能力评估师从业人员的职业活动内容进行规范描述，对各等级从业者的理论知识水平和技能水平进行了明确规定。

一、老年人能力评估师职业定位

老年人能力评估师指的是为有需求的老年人提供日常生活活动能力、认知能力、精神状态等健康状况测量与评估的人员。

（一）主要工作任务

老年人能力评估师的主要工作任务包括以下内容。

1. 采集、记录老年人的基本信息和健康状况。

2. 评估老年人日常生活活动能力。
3. 测量与评估老年人认知能力、精神状态、感知觉与沟通能力、社会参与能力。
4. 依据测量与评估结果，确定老年人能力等级。
5. 出具老年人能力综合评估报告。
6. 为老年人能力恢复提出建议。

（二）职业能力特征

老年人能力评估师的职业能力特征是具备一定的观察能力、分析能力、理解能力、计算能力，以及信息与数据处理能力，具有较强的语言表达与沟通能力、评价判断能力。

二、老年人能力评估师技能标准

依据《老年人能力评估师国家职业技能标准》（2020年版），老年人能力评估师共分为三个等级，分别为：三级/高级工、二级/技师、一级/高级技师。不同等级的技能要求和相关知识要求不同，高级别涵盖低级别的要求，侧重点各有不同（表1-2，表1-3）。

表1-2 知识权重表

项目		三级/高级工（%）	二级/技师（%）	一级/高级技师（%）
基本要求	职业道德	5	5	5
	基础知识	15	10	10
相关知识要求	评估准备	10	—	—
	信息采集	15	10	—
	能力评估	20	20	25
	等级评定	10	10	—
	环境评估	10	5	—
	需求评估	10	10	—
	康复建议	—	15	20
	评估管理	—	—	15
	健康教育	5	10	15
	培训指导/研究	—	5	10
合计		100	100	100

表1-3 技能要求权重表

项目		三级/高级工（%）	二级/技师（%）	一级/高级技师（%）
技能要求	评估准备	10	—	—
	信息采集	15	10	—
	能力评估	30	30	35
	等级评定	15	15	—
	环境评估	10	5	—
	需求评估	10	10	—
	康复建议	—	15	20
	评估管理	—	—	20
	健康教育	10	10	15
	培训指导/研究	—	5	10
合计		100	100	100

（一）基本要求

1. 职业道德 职业道德基本知识、职业守则。

2. 基础知识 老年人能力评估基础知识、老年医学基础知识、康复学基础知识、其他相关知识、安全基础知识、相关法律法规知识。

（二）工作要求

老年人能力评估师的职业功能包括以下内容。①评估准备；②信息采集；③能力评估；④等级评定；⑤环境评估；⑥需求评估；⑦康复建议；⑧评估管理；⑨健康教育；⑩培训指导/研究。

自 测 题

选择题

1. 关于老年人综合能力评估，以下陈述错误的是
   A. 老年人综合能力评估是指采用多学科方法评估老年人的躯体情况、功能状态、心理健康和社会环境状况等
   B. 只有合并严重疾病的老年人才能进行老年人综合能力评估
   C. 老年人综合能力评估可以对老年人的健康状况做出全面、系统的评价，以便为老年人制订比较精准的健康干预计划提供充足的依据
   D. 老年人综合能力评估是对老年人进行全人照护的基础
   E. 老年人综合能力评估具有重要意义
2. 关于老年人综合能力评估的原则，以下陈述错误的是
   A. 开展老年人综合能力评估时，评估者要秉持以老年人为中心，尊重老年人的原则
   B. 评估中，若发现不明确的问题，应采用多种方式进行确认，保证评估的客观、准确
   C. 每位老年人只需进行一次老年人综合能力评估
   D. 评估机构及评估人员应保护评估对象的个人隐私，未经评估对象或其法定监护人书面许可，不得对外披露评估对象个人及评估的相关信息
   E. 老年人综合能力评估应客观
3. 《老年人能力评估规范》（GB/T 42195—2022）的发布时间是
   A. 2012年 B. 2013年
   C. 2015年 D. 2018年
   E. 2022年
4. 关于老年人能力评估师的主要工作任务，以下陈述错误的是
   A. 负责实施有意义的活动和项目，以老年人的需求、兴趣、能力、偏好、治疗计划和目标为基础，丰富老年人的生活
   B. 采集、记录老年人的基本信息和健康状况
   C. 测量与评估老年人认知能力、精神状态、感知觉与沟通能力、社会参与能力
   D. 出具老年人能力综合评估报告
   E. 为老年人能力恢复提出建议
5. 老年人综合能力评估常用方法中运用感官获取老年人的健康资料和信息的是
   A. 交谈
   B. 体格检查与阅读
   C. 测试
   D. 观察
   E. 以上全部
6. 关于老年人综合能力评估技巧，以下陈述错误的是
   A. 对老年人进行评估时，应根据评估的要求，选择合适的体位
   B. 为了保证评估效率，评估人员可直接联系老年人的照护者完成评估
   C. 对老年人进行能力评估时应运用有效的沟通技巧，保持良好的沟通
   D. 评估者可根据老年人的具体情况，分次进行综合能力评估
   E. 应在安静的环境下进行老年人综合能力评估

（孙 超）

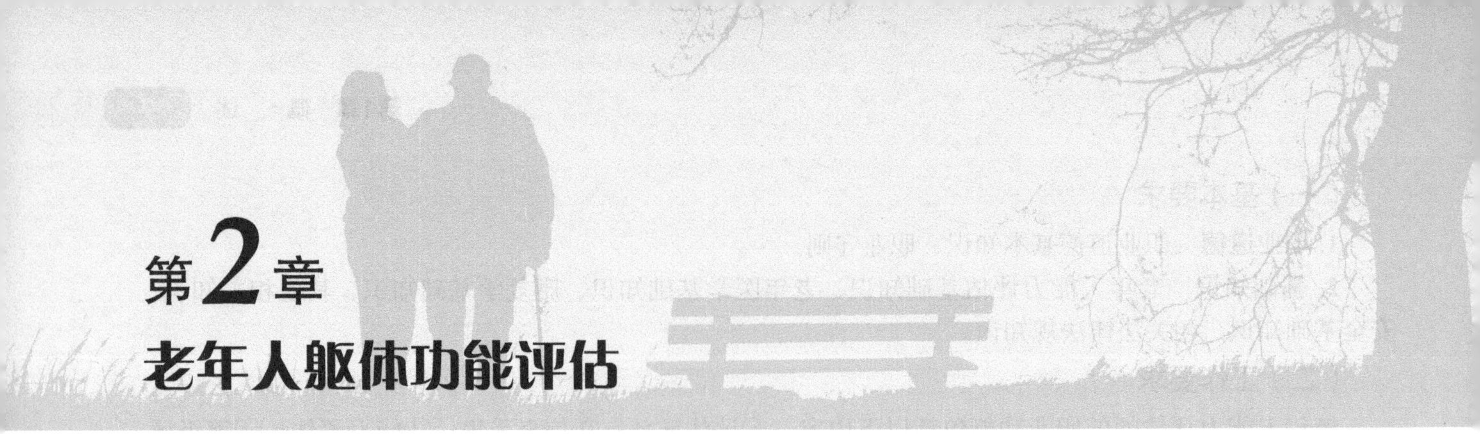

第2章 老年人躯体功能评估

躯体功能是影响老年人生活质量的重要因素。老年人躯体功能评估是老年人综合能力评估中的重要内容，通过详细的评估，可以发现老年人在躯体功能方面存在的问题，为制订照护计划提供依据。本章将系统阐述老年人躯体功能评估的技能和方法。

第1节　日常生活活动能力评估

案例 2-1

李奶奶，75岁，有高血压、脑出血病史，左侧肢体偏瘫。平时由老伴照护，可自行翻身，但坐起及床椅转移需要协助。能够自己用勺子进餐，但需要丈夫帮忙夹菜。洗澡、如厕等需要他人帮助。洗漱需要他人协助挤牙膏、拧毛巾，并需要他人协助穿脱衣物，自己可进行简单配合。大小便能够控制。

问题：1. 应如何对案例中的李奶奶进行日常生活活动能力的评估？需要评估哪些内容？

2. 在评估过程中应注意哪些要点？

一、概述

（一）日常生活活动能力概述

1. 定义　日常生活活动（activities of daily living，ADL）是指人们在每日生活中，为了照顾自己的衣食住行，保持个人卫生整洁和进行独立的社区活动所必需的基本活动。日常生活活动能力反映了个体在家庭、社区或机构内活动的最基本能力，是衡量老年人躯体功能的重要指标，也是判定老年人失能状况的关键指标。

老年人日常生活活动能力的评估，有利于确定其是否能独立进行日常生活及其独立程度，分析相关的原因，为其护理级别中生活自理能力项的判断提供依据，同时也为老年人照护计划的制订和实施提供依据。日常生活活动能力评估的内容包括基本日常生活活动（basic activities of daily living，BADL）、工具性日常生活活动（instrumental activities of daily living，IADL）和高级日常生活活动（advanced activities of daily living，AADL）三个层次。

（1）基本日常生活活动能力　是维持老年人基本生活所需要的自我照顾能力和最基本的自理能力。基本日常生活活动是老年人每日必需反复进行的最基本、最具共性的活动，如运动（移位、平地走动、上下楼梯）、排便（如厕和大、小便控制）、穿衣、进食、梳理和洗澡等。老年人通常最早丧失的功能是洗澡，最后丧失的是进食，恢复则反之。

基本日常生活活动能力是反映老年人生活质量最基本的指标之一，如果这一层次的能力下降，将影响老年人基本生活需要的满足，从而影响老年人的生活质量。基本日常生活活动能力不仅是评估老年人功能状态的指标，也是评估老年人是否需要补偿服务的指标。

（2）工具性日常生活活动能力　是指老年人在居家或社区中独立生活所需的关键性的较高级的技能，如处理家务杂事、使用家用电器、采购、骑车或驾车、处理个人事务等的能力。工具性日常生活活动大多为需要借助工具的、较精细的活动，也可以简单理解为与环境有互动的活动，工具性日常生活活动是在基本日常生活活动的基础上发展起来的体现个体的社会性的一系列活动，它的实现是以基本日常生活活动为基础的。

（3）高级日常生活活动能力　是指与生活质量有关的一系列活动的能力，包括主动参加社交、娱乐活动、工作等，主要反映老年人的智能能动性及社会角色功能，是反映老年人整体健康状况的指标之一。高级日常生活活动能力的缺失往往比基本日常生活活动能力和工具性日常生活活动能力缺失出现更早。

2. 影响因素　日常生活活动能力评估是对个体综合活动能力进行测试，即评估一个或一组动作的完成情况。它受年龄、性别、视力、运动能力、情绪因素、疾病状态、合作程度、文化素养、经济状况、生活习惯、所处的环境、家庭功能状况，以及评估者的专业水平、评估时的环境等多种因素影响。因此，对老年人日常生活活动能力的评估应考虑多方面因素，进行全面评估。

3. 临床表现　不同程度、不同层次的日常生活活动能力受损对健康的影响程度不一样。

（1）老年人基本日常生活活动能力受损主要体现为基本生活能力下降，如老年人个人卫生自理能力及体位转移能力的减退或消失。

（2）老年人工具性日常生活活动能力受损主要表现为老年人独立生活能力下降，包括购物、家庭清洁和整理、使用电话、做饭、洗衣和旅游等需借助工具或他人协助才能完成。

（3）老年人高级日常生活活动能力受损主要表现为老年人的智能性和社会角色功能下降，包括参加社交娱乐活动、扮演职业角色的能力减退等。

（4）日常生活活动能力受损后，老年人的日常生活活动范围受到限制，参与社会活动的机会减少，进而导致社会地位和社会角色发生改变。长时间日常生活活动能力受损会导致老年人心理失衡，带来心理矛盾和冲突，老年人会变得孤独、消极，甚至诱发抑郁症等精神障碍的发生。

（二）日常生活活动能力评估

老年人日常生活活动能力的评估主要采用量表进行评定，可靠、系统的评估工具有助于全面、准确地评价老年人的日常生活活动能力。

1. 日常生活活动能力评估的目的

（1）了解老年人的自理能力及自理程度。

（2）确定哪些日常生活活动需要帮助，需要何种帮助及所需帮助的程度。

（3）为制订康复目标和康复治疗方案提供依据。

（4）在康复训练过程中对其进行动态评估，为调整与修订训练方案提供依据。

（5）评价疾病诊疗效果，并对预后作出初步判断。

（6）为制订老年人居家或者机构环境改造方案提供依据。

2. 日常生活活动能力评估的方法　在具体操作过程中可采用提问法及观察法进行评估。

（1）提问法　通过提问的方式进行资料收集，尽量让老年人本人回答问题，当老年人本人无法回答时，可请主要照护者提供和描述相关信息。

（2）观察法　由评估者直接观察老年人完成各项活动的情况。其优点为能够比较客观地反映老年人的实际情况，弥补提问法主观性强的不足，缺点是较为费时，且有可能难以取得被评估者的配合。

二、常用评估工具与应用

评估日常生活活动能力的工具有很多，每一层次的生活活动能力均有其相应的评估量表。目前，普遍使用基本日常生活活动能力评估量表对老年人日常生活活动能力进行评估，最常使用的是Barthel指数评定量表（表2-1）。日常生活能力量表由躯体生活自理能力评估和工具性日常生活活动能力评估组成，评估内容更为全面，是一个综合性的日常生活活动能力评估量表。本节主要介绍最常用的基本日常生活活动能力评估量表（Barthel指数评定量表）。

Barthel指数评定量表包括10个评估项目，即进食、洗澡、修饰、穿衣、大便控制、小便控制、如厕、移位、平地行走、上下楼梯，具体见表2-1。每个项目根据是否需要帮助及需要帮助的程度分为2～4个等级，评为0分、5分、10分、15分，该量表总分为100分，得分越高，独立性越好。

项目1～7，由评估人员通过询问老年人本人或其主要照护者，依据评分标准进行评分。在进食这个项目中，合适的餐具包括筷子、普通的勺子、为老年人或偏瘫老年人专门设计的勺子等各类餐具。如果评估室有相应的工具可通过直接观察法，对进食和穿衣两个项目进行现场评估。

项目8～10，应通过现场评估的方法完成，让老年人在评估室从床上移到椅子上，再从椅子上移到床上；在平地上行走至少45m，并进行上下台阶的动作。依据评分标准进行评分。对于不能下床的老年人，该项目评为0分。总分由10个评估项目得分相加得出。

Barthel指数评定量表评分的结果判定。满分（100分）：表示老年人各项基本日常生活活动能力良好，不需依赖他人。75～95分：评定为良，老年人虽有轻度功能缺陷，但日常生活基本能够自理。50～70分：表示老年人有中度功能缺陷，日常生活需要一定帮助。25～45分：表示老年人有严重功能缺陷，日常生活明显依赖他人。0～20分：为完全残疾，日常生活需完全依赖他人（极严重功能缺陷）。＞40分：老年人康复治疗效益最大。

表2-1 Barthel指数评定量表

评估项目	分值	评分标准
1. 进食（指用合适的餐具将食物由容器送到口中、咀嚼、吞咽等过程）	分	10分，可独立进食（在合理的时间内独立进食准备好的食物，可使用必要的辅具）
		5分，需部分帮助（进食过程中需要一定帮助，如协助把持餐具、夹菜、盛饭）或需要较长的时间
		0分，需极大帮助或完全依赖他人或有留置营养管
2. 洗澡	分	5分，准备好洗澡水后，无须指导，可自己独立完成洗澡过程
		0分，在洗澡过程中需他人帮助
3. 修饰	分	5分，可独立完成刷牙（包括固定义齿）、洗脸、梳头、剃须等
		0分，需他人帮助
4. 穿衣（穿脱衣服、系扣子、拉拉链、穿脱鞋袜、系鞋带等）	分	10分，可独立完成（系、开纽扣，拉拉链，穿鞋，穿脱支具等）
		5分，需部分帮助，能自己穿脱，但需他人帮助整理衣物、系扣子、拉拉链、系鞋带等
		0分，需极大帮助或完全依赖他人
5. 大便控制	分	10分，可控制大便，造瘘患者可以自行料理，如自行更换造口袋或清洗，视为自理，能自行使用栓剂或灌肠剂
		5分，偶尔失控，每周＜1次或需要他人提示
		0分，完全失控
6. 小便控制	分	10分，可控制小便，包括留置导尿管，但可自行导尿，使用尿袋并能自行清洗
		5分，偶尔失控，每天＜1次，但每周＞1次，或需要他人提示
		0分，完全失控，或留置导尿管，但自己不能管理
7. 如厕（包括去厕所、解开衣裤、擦净、整理衣裤、冲水等过程）	分	10分，可独立完成
		5分，需部分帮助，需他人搀扶去厕所、需他人帮忙冲水或整理衣裤等
		0分，需极大帮助或完全依赖他人
8. 移位（床椅转移）	分	15分，可独立完成床到轮椅、轮椅到床的转移过程，包括从床上坐起、锁住车闸、移开脚踏板
		10分，需部分帮助（1人帮助），需他人搀扶或使用拐杖
		5分，需极大帮助（2人帮助），较大程度上依赖他人搀扶和帮助
		0分，完全依赖他人

续表

评估项目	分值	评分标准
9. 平地行走（步行）	分	15分，可独立在平地上行走45m
		10分，需部分帮助，因肢体残疾、平衡能力差、过度衰弱、视力等问题，在一定程度上需他人搀扶或使用拐杖、助行器等辅助用具
		5分，需极大帮助，因肢体残疾、平衡能力差、过度衰弱、视力等问题，在较大程度上依赖他人搀扶，或坐在轮椅上自行移动
		0分，完全依赖他人
10. 上下楼梯	分	10分，可独立上下楼梯
		5分，需部分帮助（需他人搀扶、扶楼梯或使用拐杖）
		0分，需极大帮助或完全依赖他人
总分	分	上述10个项目得分之和

三、评估注意事项

1. 评估过程中应综合考虑相关因素，如患者的生活习惯、文化素质、工作性质、所处的社会和家庭环境、所承担的社会角色，以及患者日常生活活动能力下降前的功能状况、评估时的心理状态和合作程度等，这些都可能对评估结果产生影响。

2. 评估中须注意加强对患者的保护，避免发生意外。

3. 按照时间顺序记录每次评估的时间和详细结果。

实训2-1　日常生活活动能力评估训练

通过本案例的实践与分析，掌握老年人日常生活活动能力评估的方法、常用工具的使用，并思考、分析评估中易出现的错误。

案例设计

王奶奶，76岁，高中文化，2年前因脑梗死导致右侧肢体轻度活动障碍，能借助拐杖在家中缓慢行走。能自己走到餐桌旁然后坐稳并使用餐具进食，不用帮助。上下楼梯需要扶着扶手，每天外出散步由女儿陪伴。洗漱需要老伴提醒并帮助，洗澡需要女儿帮助。衣服可以自己穿脱，但需要别人帮忙整理衣服，系鞋带。上厕所需要老伴提醒，经常忘记冲厕所。每个月会有1～2次大便失禁，每个星期2～3次小便失禁。

请运用Barthel指数评定量表对王奶奶进行日常生活活动能力的评估。

【实训目的】

1. 学会正确评估老年人日常生活活动能力的方法。

2. 能够对评估结果进行综合与解读。

3. 培养学生尊重、关心、爱护老年人的品质。

【实训准备】

1. 环境准备　安排适宜的评估场所，温度适宜、光线充足。

2. 用物准备　Barthel指数评定量表、评估量表中涉及的物品（老年人的衣服、餐具等）、笔、记录单。

3. 操作者准备　衣帽整洁，仪表端庄，掌握老年人疾病信息，复习相关内容，重点复习Barthel指数评定量表的使用。

4. 老年人/标准化患者准备 理解评估目的与意义，主动配合。

【操作流程】

1. 教师介绍日常生活活动能力评估的目的与要求，示范各评定项目操作步骤，讲解量表评定细则。

2. 学生分成若干小组，每组同学利用Barthel指数评定量表互相（或对标准化患者）开展日常生活活动能力评估。

3. 教师巡回指导学生完成评估，并收集共性问题。

【实训评价】

实训结束后，学生以小组为单位汇报实施过程中的体会与收获。教师点评，并评价共性问题，进行答疑。重点评价学生是否结合量表及观察法准确判定各项目赋分。

【实训作业】

学生独立完成一份对于老年人的日常生活活动能力的评估。

1. 通过评估，确定该老年人的日常生活活动能力。

2. 明确日常生活活动能力的等级划分。

3. 依据评估结果，拟定照护失能老年人的方案。

第2节 运动、平衡与步态评估

案例 2-2

马奶奶，78岁，患有糖尿病10余年，血糖控制良好。有良好的运动习惯，每天坚持散步1h。最近，她经常感觉膝盖酸痛，乏力，走路时偶感步态不稳，每日锻炼时间较前大大缩短。

问题：1. 请对案例中的马奶奶进行运动、平衡与步态的评估。

2. 在评估过程中应注意哪些要点？

一、概述

（一）运动功能

运动大体可分为随意运动和非随意运动两种。随着年龄增长，机体骨骼、关节、肌肉等运动器官，中枢神经及心肺循环器官的功能会出现不同程度的减退。对运动功能进行评估时，应该综合器官功能进行全面考量。

（二）平衡能力

平衡能力是人体在运动或受外力作用时，能够自动调整并维持姿势的能力。在生活中，平衡能力是人体完成各种日常生活动作的基本保证。

老年人由于关节活动度降低、肌肉力量下降、前庭功能下降、视力减退、振动觉减退等，平衡能力下降，直接影响独立生活能力，严重者会引起跌倒，诱发其他疾病，因此对其平衡能力进行评估非常重要。

从力学观点分析，影响人体平衡的主要因素有支撑面的大小及重心的高低。支撑面越大，重心越低，越容易维持平衡。人体的平衡能力一般分为静态平衡能力与动态平衡能力两种。①静态平衡：指人体所处的一种姿势或稳定状态。但事实上人体自我意识无法控制，即便是静止站立时，身体重心始终围绕自己的平衡点不停地晃动。②动态平衡：指人体在运动、活动的状态下，对人体姿势重心的调整和控制。

（三）步态

步态是指步行的行为特征，它是人体结构与功能、运动系统调节、行为和心理活动在行走时的外在表现。正常情况下，步态平稳、协调、有节律。

二、运动评估

在人体的各种运动中，最基本、重复最多的是下肢的行走活动。下肢的三大关节，髋关节、膝关节、踝关节能否自如地活动和负重，对正常的行走具有重要意义。本节只介绍简便、易行的评估步行能力的量表：Hoffer步行能力分级、功能性步行量表。

（一）Hoffer步行能力分级

Hoffer步行能力分级将步行能力评定为1～4级，等级越低，步行能力越差（表2-2）。

表2-2　Hoffer步行能力分级

分级	判定标准
1级	不能步行
2级	非功能性步行（治疗性步行）：训练时用膝-踝-足矫形器或肘拐等辅助器具能在治疗室内行走，耗能大，速度慢，距离短，无功能性价值。但有预防压力性损伤、血液循环障碍、骨质疏松等治疗意义
3级	家庭性步行：用踝-足矫形器、手杖等可在家行走自如，但不能在室外长时间行走
4级	社区内步行：用或不用踝-足矫形器、手杖等可在室外和所在社区内行走，并可进行散步，以及去公园、诊所、购物场所等活动。但时间不长，如果活动超出社区范围仍需乘坐轮椅

（二）功能性步行量表

功能性步行量表将步行能力评定为0～5级，等级越低，步行能力越差（表2-3）。

表2-3　功能性步行量表

分级	判定标准
0级	不能行走或在2人帮助下行走
1级	需在1人连续扶持下减重并维持平衡
2级	在1人持续或间断扶持下行走
3级	无须他人直接的身体扶持，能在监督下行走
4级	能在平坦地面上独立行走，但在上下楼、上下坡或在不平路面行走时需要帮助
5级	能独立行走

三、平衡评估

（一）平衡反应测定

1. 闭目直立试验　又称昂白试验，是最常用的静态平衡功能检查法。受检老年人直立，两脚并拢，双上肢下垂，闭目直立，维持30s，观察老年人有无站立不稳或倾倒。亦可进行闭目单脚直立试验，使用习惯支撑脚单脚站立，另一条腿屈曲，使脚离地（图2-1）。老年人站立稳定为前庭功能正常。前庭周围性病变时，躯干倾倒方向朝向前庭破坏的一侧，与眼震慢相方向一致；中枢性病变时，躯干倾倒方向与眼震慢相方向不一致。

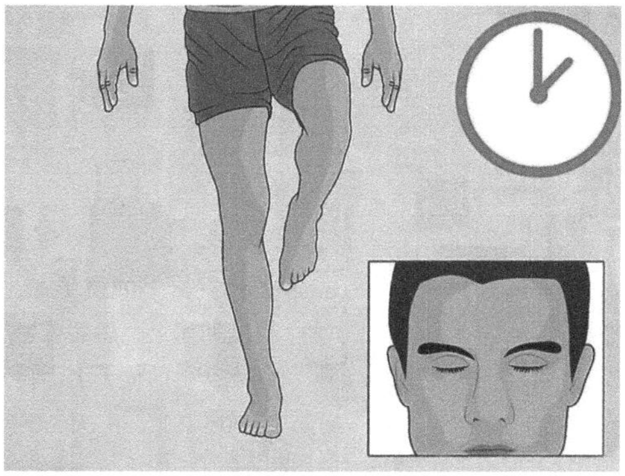

图2-1　闭目单脚直立试验

2. 过指试验 老年人与评估人员相对而坐，两人上肢向前平伸，示指相互接触。老年人抬高伸直的上肢，然后再恢复水平位，以示指再接触评估人员示指。正常人无过指现象，迷路及小脑病变时有过指现象。

3. 直立伸臂试验 闭目直立平伸双臂，如左侧前庭损伤，眼震慢相向左，头、躯干及上肢均向左扭转，左臂向下偏移，如掷铁饼姿势。

（二）平衡功能量表测试

通常采用Berg平衡量表进行评估，其适用于老年人、脑卒中患者、神经系统疾病患者的平衡能力评估及预测跌倒风险，该方法简便、实用。该量表需要由受过专业培训的人员进行评估。评估时需准备以下物品：计时秒表，尺子（≥25cm），两把椅子（高度适中，一把带扶手的椅子，一把不带扶手的椅子），踏板。

该量表共14个项目，每个项目按完成质量计为0～4分（表2-4）。总分范围0～56分，根据评估得分，分为以下等级：得分0～20分，需用轮椅，高危跌倒风险；得分21～40分，需在辅助下步行，中度跌倒风险；得分41～56分，完全独立，低危跌倒风险。

表2-4 Berg平衡量表

项目	指令	评分标准	得分
1. 由坐到站	请试着不用手支撑站起来（用有扶手的椅子）	能不用手支撑站起并站稳	4
		能独自用手支撑站起并站稳	3
		能在尝试几次之后用手支撑站起来并站稳	2
		需要轻微帮助才可站起或站稳	1
		需要中度或大量的帮助才能站起	0
2. 独立站立	请尽量站稳	能安全地站2min	4
		需在监护下才能站2min	3
		不需要支撑能站30s	2
		尝试几次后才能不需要支撑站30s	1
		无法在没有帮助下站30s	0
注：如果第2项≥3分，则第3项给满分，直接进入第4项测试			
3. 独立坐	请将双手抱于胸前（坐在椅子上双足平放在地面或小凳子上，背部离开椅背）	能安稳且安全地坐2min	4
		在监督下能坐2min	3
		能坐30s	2
		能坐10s	1
		无法在没有支撑下坐10s	0
4. 由站到坐	请坐下	用手稍微帮忙即可安全坐下	4
		需要用手帮忙来控制坐下	3
		需要用双腿后侧抵住椅子来控制坐下	2
		能独立坐到椅子上但不能控制身体的下降	1
		需要帮助才能坐下	0
5. 床-椅转移	请坐到有扶手的椅子上，再坐回床上；然后再坐到无扶手的椅子上，再坐回床上	用手稍微帮忙即可安全转移	4
		必须用手帮忙才能安全转移	3
		需要言语提示或监护才能完成转移	2
		需要一个人帮助才能完成转移	1
		需要两个人帮忙或监护才能完成转移	0

续表

项目	指令	评分标准	得分
6. 闭眼站立	请闭上眼睛并尽量站稳	能安全地站立10s	4
		能在监护下站立10s	3
		能站立3s	2
		不能站3s但睁眼后可以保持平衡	1
		闭眼站立需要帮助以避免摔倒	0
7. 双足并拢站立	请双脚并拢站立，不要扶任何东西，尽量站稳	能独立、安全地双足并拢站立1min	4
		需在监护下才能双足并拢独立站1min	3
		能双足并拢独立站立但不能站30s	2
		需要帮助才能将双脚并拢但并拢后能站15s	1
		需要帮助才能将双脚并拢但并拢后不能站15s	0
8. 站立位上肢前伸	将手臂抬高90°，伸直手指并尽力向前伸，请注意双脚不要移动	能安心地前伸25cm的距离	4
		能前伸12cm的距离	3
		能前伸5cm的距离	2
		能前伸但需要监护	1
		尝试前伸即失去平衡或需要外部帮助才能前伸	0
注：进行第8项测试时，先将一根皮尺横向固定在墙壁上。受试者上肢前伸时，测量手指起始位和终末位对应于皮尺上的刻度，两者之差为上肢前伸的距离。如果可能的话，为避免躯干旋转，受试者要两臂同时前伸			
9. 站立位从地上拾物	请把你脚前面的拖鞋捡起来	能安全而轻易地捡起拖鞋	4
		需要在监护下捡起拖鞋	3
		不能捡起但能够到达距离拖鞋2～5cm的位置，并且独立保持平衡	2
		不能捡起并且当试图尝试时需要监护	1
		不能尝试或需要帮助以避免失去平衡或跌倒	0
10. 转身向后看	双脚不要动。先向左侧转身向后看，然后，再向右侧转身向后看	能从两侧向后看且重心转移良好	4
		只能从一侧向后看，另一侧重心转移较差	3
		只能向侧方转身但能够保持平衡	2
		当转身时需要监护	1
		需要帮助以避免失去平衡或跌倒	0
注：评估者可站在受试者身后，手拿一个受试者可以看到的物体，以鼓励其更好地转身			
11. 转身一周	请转身一周，暂停，然后再从另一个方向转身一周	能从两个方向用≤4s的时间安全地转一圈	4
		只能在一个方向用≤4s的时间安全地转一圈	3
		能安全地转一圈，但用时超过4s	2
		转身时需要密切监护或言语提示	1
		转身时需要帮助	0
12. 双足交替	请将左、右脚交替放到台阶/凳子上，直到每只脚都踏过4次台阶或凳子	能独立而安全地站立并在20s内完成8个动作	4
		能独立站立但完成8个动作的时间超过20s	3
		在监护下不需要帮助能完成4个动作	2
		需要较少帮助能完成2个或2个以上的动作	1
		需要帮助以避免跌倒或不能尝试此项活动	0

续表

项目	指令	评分标准	得分
13. 双足前后站立，如果不行，就尽量跨远，这样，前脚跟就在后脚足趾之前	（示范给受试者）将一只脚放在另一只脚的正前方并尽量站稳	能够独立地将一只脚放在另一只脚的正前方，且保持30s	4
		能够独立地将一只脚放在另一只脚的前方，且保持30s，步长要超过另一只脚的长度，且双脚支撑的宽度应接近受试者正常的步幅宽度	3
		能够独立地将一只脚向前迈一小步，且能保持30s	2
		需要帮助才能向前迈步，但能保持15s	1
		当迈步或站立时失去平衡	0
14. 单腿站立	请单腿站立尽可能长的时间	能独立抬起一条腿，且保持10s以上	4
		能独立抬起一条腿，且保持5～10s	3
		能独立抬起一条腿，且保持3～5s	2
		经过努力能抬起一条腿，保持时间不足3s但能保持独立站立	1
		不能尝试此项活动或需要帮助以避免跌倒	0

四、步态评估

（一）步态检查

老年人以其习惯的姿态及速度往返步行数次，评估人员观察老年人步行时全身姿势是否协调、下肢各关节的活动是否正常、步行速度及步幅是否匀称、上肢摆动是否自然等。对用拐杖者应分别进行使用拐杖和不使用拐杖情况下的步态检查，全面了解老年人步态真实性。

步态检查常需结合一系列的基本情况检查，如神经系统物理检查、各肌群肌力及肌张力检查、关节活动度检查、下肢长度测定，以及脊柱与骨盆的形态检查。这些检查对确定异常步态的性质、原因及矫治方法具有重要意义。

（二）步态量表评估

Tinetti步态量表（表2-5）常用于评价步态，满分12分，分值越低，表明步态异常的程度越严重。

表2-5 Tinetti步态量表

测试项目	评分标准	得分
1. 起始步态（指令后立刻开始）	0：有些犹豫或多次尝试后开始启动 1：正常启动	
2. 步伐的长度	0：右足迈出的距离没超过对侧站立的左足 1：右足迈出的距离超过对侧站立的左足 0：左足迈出的距离没超过对侧站立的右足 1：左足迈出的距离超过对侧站立的右足	
3. 抬脚的高度	0：右足拖地，不能完全离开地板 1：右足能完全离开地板 0：左足拖地，不能完全离开地板 1：左足能完全离开地板	
4. 步伐均匀	0：左右步幅不相等（估计） 1：左右步幅几乎相等	
5. 步态的连续性	0：步伐与步伐之间不连续或中断 1：步伐基本是连续的	
6. 路径（用宽度为30cm的地板砖进行估计，在患者连续走3m以上后观察其行走路径情况）	0：明显偏离到某一边 1：轻度/中度偏离或使用步行辅助器 2：直线，无须步行辅助器	

续表

测试项目	评分标准	得分
7. 躯干稳定性	0：身体明显摇晃或使用步行器 1：身体不摇晃，但行走时膝盖或背部弯曲，或张开双臂维持平衡 2：身体不摇晃，不屈膝、不展开双臂，不使用步行器	
8. 步伐宽	0：行走时双足跟几乎相碰 1：行走时双足跟分开（步宽大）	
总分	各项得分相加	

注：总分满分12分，分值越低，表明步态异常的程度越大。

五、评估注意事项

1. 评估人员按照以上说明示范每个项目和（或）给予受试者指导。如果某个项目测试双侧或测试一次不成功需要再次测试，计分时则记录此项目的最低得分。

2. 在大多数项目中，要求受试者在规定的位置上保持一定时间。如果不能达到所要求的时间或距离，或受试者的活动需要监护，或受试者需要外界支持或评估人员的帮助，则按照评分标准给予相应的分数。

3. 受试者要意识到完成每项任务时必须保持平衡。至于用哪条腿站立或前伸多远则取决于受试者。如果评估人员对评定标准不明确，则会影响评定结果。

实训2-2 运动、平衡与步态评估训练

通过本案例的实践与分析，掌握老年人运动、平衡与步态评估的方法、常用工具的使用，并思考、分析评估中易出现的错误。

案例设计

刘爷爷，83岁，与妻子同住，平时身体健康，有早晨锻炼的习惯。最近一段时间，刘爷爷自觉外出散步时走路向左侧偏，并且时有站立不稳的现象。

请对刘爷爷进行运动、平衡与步态的评估。

【实训目的】

1. 学会正确评估老年人运动、平衡与步态的方法。

2. 能够对评估结果进行综合与解读。

3. 培养学生尊重、关爱老年人，维护老年人安全的品质。

【实训准备】

1. 环境准备 安排适宜的评估场所，温度适宜、光线充足。

2. 用物准备 Hoffer步行能力分级量表、Berg平衡量表、Tinetti步态量表、评估量表中涉及的物品（秒表、皮尺、两把椅子，其中一把有扶手，一把没扶手，踏板或脚凳）、笔、记录单。

3. 操作者准备 衣帽整洁，仪表端庄，复习本节相关内容，掌握老年人疾病信息。

4. 老年人/标准化患者准备 理解评估目的与意义，能够展示案例情景，主动配合。

【操作流程】

1. 教师介绍本次实践目的与要求，示范具体运动、平衡与步态评估操作步骤。强调评估过程中注意保护老年人安全。

2. 学生分成若干小组，每组同学互相（或对标准化患者）开展运动、平衡与步态的评估。

3. 教师巡回指导学生完成评估，并收集共性问题。

【实训评价】

实训结束后，学生以小组为单位汇报实施过程中的体会与收获。教师点评，并评价共性问题，进行答疑。

【实训作业】

学生独立完成一份对于老年人的运动、平衡与步态的评估。

1. 通过评估，确定该老年人是否存在运动、平衡与步态问题。
2. 明确影响老年人安全的危险因素。
3. 依据评估结果，拟定老年人安全指导方案。

第 3 节　感知觉功能评估

案例 2-3

孙奶奶，77 岁，与老伴同住。既往身体健康，有锻炼身体和阅读书报的习惯。平时听力较好，能和家人正常交流。近 3 个月感觉视力逐渐下降，原来戴着老花镜能看清的字变得越来越模糊。

问题：1. 应如何对案例中的孙奶奶进行视力、听力的评估？需要评估哪些内容？
　　　2. 在评估过程中应注意哪些要点？

一、概述

随着年龄增长，老年人感觉系统和神经系统的生理功能逐渐衰退，感觉器官对内、外环境刺激的反应下降，感知觉功能明显降低，逐渐影响老年个体与外界的沟通和交流，对老年人的日常生活、安全和健康造成不同程度的影响。感知觉是高级复杂心理活动的基础，应重视老年人感知觉的评估工作。

1. 定义　感觉是人的大脑对直接作用于感觉器官的外界客观事物的个别属性的反映，是人类最初级的心理过程。感觉是最简单、最基本的心理过程，是一切心理现象产生的基础，其他一切较高级复杂的心理活动，都是基于通过感觉所获得的材料的基础上产生和发展的。感觉可分为外部感觉（包含视、听、嗅、味和皮肤觉）和内部感觉（包含运动觉、静觉和内脏感觉）两大类。

知觉是人脑对客观事物各部分或属性的整体反映，是对事物的整体认识或综合属性的判别。知觉以感觉为基础，但不是感觉的简单相加，而是对各种感觉刺激分析与综合的结果，是大脑皮质的高级活动。

2. 感知觉功能下降对老年人的影响　由于生理功能的衰退、感官功能的缺损及认知功能的改变，老年人接受信息和沟通的能力均有所下降。伴随着年龄的增加，老年人的感觉敏感性降低，感知觉能力下降对日常生活造成不利影响。例如，视力障碍增加不安全事件发生风险，听力下降造成老年人交流困难，引发焦虑、抑郁等不良情绪，甚至造成与朋友、家人疏远，社会隔绝又进一步加速老年性痴呆的发生。味觉减退导致食欲缺乏，影响机体对营养物质的摄取，易发生营养不良。嗅觉敏感性降低也会影响食欲，对营养摄入造成不利影响。同时，嗅觉丧失还会导致对某些危险环境，如有毒气体等的分辨能力下降，威胁老年人安全。老年人本体感觉功能减退容易导致跌倒等意外事件发生。

二、视觉功能评估

随着年龄的增长，老年人易出现视力下降，影响生活质量。视力下降成为导致老年人跌倒发生的重要危险因素，因此应对老年人进行视觉功能评估。

（一）评估内容

1. 评估重点　视觉功能评估主要关注老年人是否存在视力障碍，视力障碍发生于哪一侧，是否佩戴眼镜（近视镜、老花镜等），以及老年人的视力问题是否影响阅读等日常生活，是否对老年人安全造成威胁，是否引发不良情绪等。如果初筛存在问题，建议老年人就诊专科明确是否患有眼部疾病。

2. 引起老年人视力下降的原因

（1）屈光不正　包括近视、远视和散光等。随着年龄的增长，眼睛的屈光状态也随之发生变化，许多患有轻度白内障的老年人由于调节能力的下降，视力明显不如以往，往往需要通过验光配镜进行矫正。

（2）青光眼　是我国老年人致盲的主要原因之一。其中慢性闭角型青光眼和开角型青光眼一般发病隐蔽，自觉症状不明显，不易引起老年人的警惕，极易漏诊，往往在眼部检查或晚期视功能遭受严重损害（如视野明显缺损）时才被发现。

（3）年龄相关性黄斑变性　也称老年性黄斑变性，是最常见的致盲性眼病之一。一般认为该病与眼底黄斑长期慢性的光损伤、遗传、代谢和营养等多种因素有关，多发生于50岁以上人群。以双眼视力缓慢进行性下降为常见表现。视网膜黄斑病变导致老年人出现中心盲点，中心视力下降。

（4）糖尿病性视网膜病变　是糖尿病常见而严重的并发症之一，主要与糖尿病病程长短及血糖控制情况有关。另外，患有糖尿病的老年人发生白内障的概率较高，发生较早，进展相对较快。

（二）常用评估工具

1. 视力筛查　可采用简单易行的方法对老年人进行视力筛查，如老年人视力评估方法（表2-6）。

表2-6　老年人视力评估方法

序号	评估内容	评分	得分
1	能看清书报上的标准字体	0	
2	能看清楚大字体但看不清书报上的标准字体	1	
3	视力有限，看不清报纸大标题但能辨认物体	2	
4	辨别物体有困难，但眼球能跟随物体移动，只能看到光、颜色和形状	3	
5	没有视力，眼球不能跟随物体移动	4	

注：1. 若平日佩戴老花镜或近视镜，应在佩戴眼镜的情况下进行评估。

2. 评价标准：0分：视力正常；1分：低视力；2～3分：盲；4分：完全失明。

2. 视觉功能的快速筛查　重点对视力、视野等进行评估（表2-7）。

表2-7　视觉功能评估方法

序号	筛选项目	评估方法	得分
1	阅读、行走和看电视时，觉得吃力	0分=是　1分=否	
2	看东西时觉得有些东西遮挡或视物有缺损	0分=是　1分=否	
3	看东西时，实物变形、扭曲	0分=是　1分=否	

注：1. 该筛查工具总分3分，具体结果判定：≤1分，视功能差；2分，视功能较差；3分，视功能良好。

2. 如第1项回答为“是”，说明视力有问题，应考虑是否有白内障等病变；如第2项回答为“是”，说明视力、视野有问题，应考虑是否有白内障、青光眼等病变；如第3项回答为“是”，应考虑是否存在黄斑变性和视网膜病变。

三、听觉功能评估

随着年龄的增加，人的大脑听觉中枢逐步退化，脑皮质逐渐萎缩，耳蜗的基底膜、听觉细胞及听神经老化，这些原因均会导致老年人的听力下降。老年人听力障碍典型的类型为感音神经性听力障碍，主要表现为言语分辨率明显下降，即能听到声音但分辨不清，这一现象在嘈杂环境中尤为明显。多数老年人会发生听觉重振现象，即小声说话听不到，但音量增大时又觉得太吵。并且部分老年听障者还伴有高音调耳鸣。

（一）评估内容

1. 中耳及外耳道检查 排除耵聍阻塞耳道造成的听力下降；检测鼓膜是否完整。

2. 听力检查 询问两侧听力是否一致，先对听力较好的耳朵进行测试，堵住听力较差的耳朵，离老年人50cm处发两音节数字（由轻微到中等到大声），让老年人复述。需注意的是评估人员应避开被测试者的视线范围，以免老年人通过口型判断数字。

3. 耳语测试 与听力测试方法相似，用于评估老年人听觉功能（图2-2）。

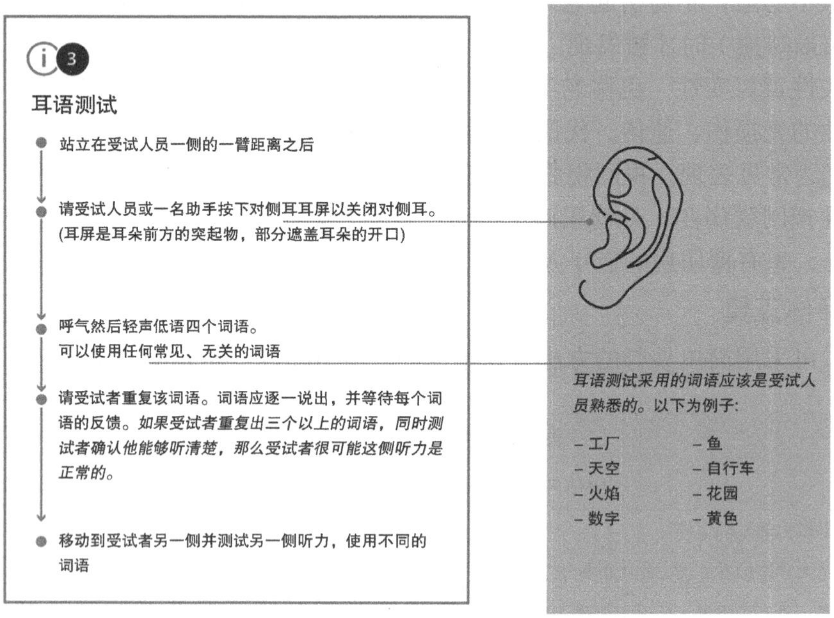

图2-2 耳语测试

（二）常用评估工具

听力的快速筛查可以采用老年人听力快速筛查方法（表2-8），通过交流的方法对老年人听力进行评估。

表2-8 老年人听力快速筛查方法

序号	评估内容	评分	得分
1	可正常交流，能听到电视、电话、门铃的声音	0	
2	在轻声说话或说话距离超过2cm时听不清	1	
3	正常交流有些困难，需在安静的环境或大声说话才能听到	2	
4	讲话者大声说话或说话很慢，才能部分听见	3	
5	完全听不见	4	

注：1.若平日佩戴助听器，应在佩戴助听器的情况下进行评估。

2. 具体结果判定如下：0分，听力正常；1分，听力下降；2～3分，听力障碍；4分，完全失聪。

四、评估注意事项

1. 若平日戴老花镜或近视镜、助听器，应在佩戴眼镜、助听器的情况下评估。

2. 应在无噪声、无杂音的环境中进行评估。与听力受限的老年人沟通时，尽量减缓语速，保证发音清晰，可适当增加手势等肢体语言。

3. 表达方式不局限于口头回复。对语言功能障碍的老年人可采用手语、书写、肢体语言等方式。

4. 若遇到老年人不识字或文盲等情况，如果能读出部分文字或同视力测量工具中所示字体大小的任何文字、日期或页码等数字，评估结果视为“有效”。

5. 与老年人沟通过程中，仔细观察老年人对声音信息接收的能力，有些老年人对于熟悉的声音有比较明显的反应，因此，必要时可让老年人与家属或陪同人员进行沟通，评估员在旁仔细观察，判断答案的准确性。

6. 若遇到被评估者认知功能较弱（如痴呆症患者），无法沟通，不能执行评估项目时，可做标准手势，平行放在距被评估者眼睛30cm左右的位置，先向左移动，再向右移动。若被评估者的眼睛能准确跟随评估者的手指移动，则判定为“3分：辨认物体有困难，但眼睛能跟物体移动，只能看到光、颜色和形状”；若不能，则判定为“4分：没有视力，眼睛不能随物体移动”。

实训2-3　感知觉的评估训练

通过本案例的实践与分析，掌握老年人感知觉能力评估的方法、常用工具的使用，并思考、分析评估中易出现的错误。

案例设计

王奶奶，87岁，丧偶，平时由保姆照顾，5年前因脑梗死影响感知觉。平时交流需要大声说话才能听见，报纸和书本上的字，完全看不见，但能辨认出物体和颜色。

请用合适的方法对王奶奶进行感知觉的评估。

【实训目的】

1. 学会正确评估老年人感知觉的方法。
2. 能够对评估结果进行综合与解读。
3. 培养学生尊重、关心、爱护老年人的品质。

【实训准备】

1. 环境准备　安排适宜的评估场所，温度适宜、光线充足。

2. 用物准备　评估工具、评估量表中涉及的物品（报纸、视力表等）、笔、记录单。

3. 操作者准备　衣帽整洁，仪表端庄，复习本节相关内容，掌握老年人疾病信息。

4. 老年人/标准化患者准备　理解评估目的与意义，主动配合。

【操作流程】

1. 教师介绍感知觉评估的目的与要求，示范具体评估操作步骤，重点为视力、听力评估的具体测量方法。

2. 学生分成若干小组，每组同学互相（或对标准化患者）开展视力、视功能、听力的评估。

3. 教师巡回指导学生完成评估，根据评定结果确定评估等级，并收集共性问题。

【实训评价】

实训结束后，学生以小组为单位汇报实施过程中的体会与收获。教师点评，并评价共性问题，进行答疑。

【实训作业】

学生独立完成一份对于老年人的感知觉的评估。

1. 通过评估，确定该老年人是否存在感知觉障碍。
2. 依据评估结果，拟定照护感知觉障碍老年人的观察内容及照护要点。

自 测 题

选择题

1. Barthel指数评定量表中“平地行走”得10分，指老年人
   A. 可独立平地行走45m
   B. 可独立平地行走15m
   C. 需要部分帮助，如使用拐杖、他人搀扶等在平地行走
   D. 需要极大帮助，如坐轮椅行进
   E. 不能行走
2. 一位老年人，能独立上下10～15个台阶。根据Barthel指数评定量表的标准，该老年人在上下楼梯这一项目的评分结果是
   A. 0分　　B. 5分
   C. 10分　　D. 15分
   E. 20分
3. 老年人每天必须反复进行的最基本、最具共性活动的能力是
   A. 基本日常生活活动能力
   B. 娱乐性日常生活活动能力
   C. 高级日常生活活动能力
   D. 工具性日常生活活动能力
   E. 生活性日常生活活动能力
4. Barthel指数评定量表评定为65分，日常生活活动能力为
   A. 生活自理　　B. 轻度功能缺陷
   C. 中度功能缺陷　　D. 重度功能缺陷
   E. 极重度功能缺陷
5. Hoffer步行能力分级中2级指
   A. 不能步行　　B. 家庭性步行
   C. 非功能性步行　　D. 社区性步行
   E. 可进行散步
6. 下列哪些不是Berg平衡量表的适用范围
   A. 老年人　　B. 预测跌倒风险
   C. 脑卒中患者　　D. 预测噎呛风险
   E. 评估平衡功能
7. 对老年人进行视功能评估时，如项目“看东西时，实物变形扭曲”，老年人回答为“是”，则考虑老年人可能患有
   A. 青光眼
   B. 黄斑变性和视网膜病变
   C. 白内障
   D. 屈光不正
   E. 远视
8. 老年人视力评估方法中，用看报纸的方法进行评估，老年人能看清楚大字体，但看不清书报上的标准字体，得分为
   A. 0分　　B. 1分
   C. 2分　　D. 3分
   E. 4分

（罗　珊）

第3章 老年人精神心理评估

良好的精神心理状态是健康老年人的重要标准，对维护老年人生活质量具有极其重要的作用。但伴随着机体衰老，老年人常表现出精神心理功能的衰退，甚至产生相应的行为表现。准确、全面地评估老年人精神状态和心理特征，有助于判断其现存的或潜在的健康问题。

第1节　认知功能评估

案例 3-1

李爷爷，78岁，记忆力下降6年。近两个月记忆力减退明显，经常忘记家中常用物品的放置位置及刚刚发生的事情，如是否刚刚服过药物，是否完成了烧水等，偶尔出现不清楚自己身在何处的情况，影响日常生活。李爷爷也由此变得情绪低落、悲观，担心无法自理、拖累子女。

问题：1. 李爷爷需进行哪方面的评估？

2. 评估人员在评估过程中应注意哪些要点？

一、概述

（一）认知

认知是人们获得和利用信息的全部过程和活动，包括接收到外界信息的刺激，对接收到的信息做出解释，对信息做出反应，采取适当行动。认知功能包括记忆力、定向力、注意力、视空间能力、执行能力、判断力、解决问题的能力等。

（二）认知功能障碍

1. 定义　认知功能障碍是大脑在记忆、语言、执行、推理、计算力和定向力等方面出现任何一项或多项功能受损的现象，包括轻度认知功能障碍和中重度认知功能障碍。轻度认知功能障碍表现为记忆力或其他认知功能进行性减退，但不影响日常生活能力，且未达到痴呆的诊断标准。而中重度认知功能障碍又称痴呆，是一种以获得性认知功能损害为核心，并导致患者日常生活能力、学习能力、工作能力和社会交往能力明显减退的综合征，在某个阶段可伴有精神行为异常。

链 接　轻度认知功能障碍的三级预防

存在轻度认知功能障碍的老年人是发展为痴呆的高危人群，痴呆的进程虽不可逆转，但通过早期干预，可有效延缓轻度认知功能障碍转变为痴呆的进程。

轻度认知功能障碍三级预防：一级预防即识别及控制危险因素；二级预防为根据病因进行针对性治疗或对症治疗；三级预防强调在疾病不能根治的情况下，尽量延缓病情。

---

2. 危险因素　导致认知功能障碍的因素众多，包括以下方面。

（1）人口学因素　年龄、性别、受教育水平等。

（2）遗传学因素　家族成员是否患有认知功能障碍。

（3）不健康的生活方式　吸烟、酗酒、不合理饮食、缺乏锻炼等。

（4）疾病因素　诸多疾病可导致认知功能障碍，如脑外伤、脑血管疾病、心血管系统疾病、糖尿病、慢性阻塞性肺疾病、甲状腺疾病、抑郁症等。

（5）药物因素　某些镇静及抗精神病类药物会增加认知功能障碍的风险。

3. 临床表现　认知功能障碍老年人常见临床表现主要包括以下几方面。

（1）认知功能下降或异常　记忆障碍是认知功能障碍老年人最常见、最早期出现的表现，尤其是对近期事件的记忆下降，如忘记服药，时常寻找东西等。随着认知功能障碍的进展，老年人的记忆力进一步下降，累及远期记忆，甚至记忆完全丧失。同时伴有其他认知功能障碍，如语言能力下降、定向障碍、注意力障碍、执行功能障碍等。

（2）精神行为表现　认知功能障碍的老年人经常出现知觉、思维内容、心境及行为的紊乱，如焦虑、抑郁、淡漠、激越、妄想、幻觉、睡眠障碍等，这些表现增加了不安全事件的发生风险。

（3）日常生活活动能力受损　轻度认知功能障碍老年人可保持独立的日常生活活动能力，而痴呆老年人会出现日常生活活动能力的损害，失能程度随着认知障碍的加重而逐渐加重。

二、常用评估工具与应用

认知功能评估能够较为客观地反映老年人是否存在认知损害及损害程度等，是老年人精神心理评估的重要内容。但需要强调的是，“痴呆”作为医学诊断，需要经过复杂、完整、综合的医学分析过程才可诊断，切不可通过单一、简单的认知功能评估来判断老年人是否患有痴呆。

（一）简易精神状态检查量表

简易精神状态检查量表是国内外应用最广泛的认知功能筛查工具，具有较好的可靠性。该工具以量表形式呈现，包括五方面内容，分别为定向力、记忆力、注意力和计算力、回忆能力和语言能力，总分为30分（表3-1）。简易精神状态检查的结果受被评估者文化程度的影响，在进行结果判定时需考虑老年人的文化程度。认知功能障碍的判断界值为文盲组（未受教育）≤17分，小学组（或受教育年限≤6年）≤20分，中学及以上学历组（或受教育年限＞6年）≤24分。

在应用简易精神状态检查量表进行评估时，需注意以下操作要点。

1. 需严格按照指导语进行提问，以免对问题产生歧义。

2. 在进行“注意力和计算力”维度测评过程中，评估者不可提示前一次计算得数，不可提示所减数字为7。在计分时应注意，如果前一项计算错误，但在错误得数基础上减7正确者，仍给予本次得分。

3.“记忆力”和“回忆能力”维度中，各名词顺序不做要求，答对即可给分。

4.“语言能力”维度中的“结构能力”测评，正确标准为符合2个封闭的五边形，中间交叉处为四边形，共有10个顶点，2个交叉点。

表3-1　简易精神状态检查量表

评估内容		错误	正确	得分
Ⅰ定向力（10分）	今年是哪一年	0	1	
	现在是什么季节	0	1	
	现在是几月	0	1	
	今天是几号	0	1	
	今天是星期几	0	1	
	这是什么城市	0	1	
	这是什么区/县	0	1	
	这是什么街道/乡	0	1	
	这是什么地方	0	1	
	这是第几层楼	0	1	

续表

评估内容			错误	正确	得分
Ⅱ记忆力（3分）	现在我告诉您三种东西的名称，我说完后请您重复一遍（回答出的词语正确即可，顺序不要求）				
	皮球		0	1	
	国旗		0	1	
	树木		0	1	
Ⅲ注意力和计算力（5分）	现在请您算一算，从100中减去7，然后从所得的数算下去，请您将每减一个7后的答案告诉我，直到我说“停”为止（依次减5次，减对几次给几分，如果前项减错，不影响后项评分）				
	100-7		0	1	
	-7		0	1	
	-7		0	1	
	-7		0	1	
	-7		0	1	
Ⅳ回忆能力（3分）	现在请您说出刚才我让您记住的是哪三种东西				
	皮球		0	1	
	国旗		0	1	
	树木		0	1	
Ⅴ语言能力（9分）	命名能力	请问这是什么			
		回答出“手表”	0	1	
		回答出“铅笔”	0	1	
	复述能力	请您跟我说如下一句话			
		“大家齐心协力拉紧绳”	0	1	
	三步命令	我给您一张纸，请您按我说的去做			
		右手拿起纸	0	1	
		将纸对折	0	1	
		将纸放在左腿上	0	1	
	阅读能力	请您念一念这句话，并按这句话的意思去做（如被评估者为文盲，该项评为0分）			
		“请闭上您的眼睛”	0	1	
	书写能力	请您写一个完整的句子，句子要有主语、谓语，能表达一定的意思（如被评估者为文盲，该项评为0分）			
		—	0	1	
	结构能力	请您照着这个样子把它画下来			
		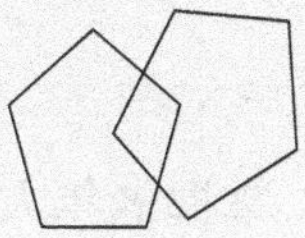	0	1	

（二）蒙特利尔认知评估量表

蒙特利尔认知评估量表是目前较为适用的轻度认知功能障碍的筛查工具，其敏感度较高。蒙特利尔认知评估量表覆盖注意力、执行功能、记忆、语言、视空间结构技能、抽象思维、计算力和定向力等8个认知领域。蒙特利尔认知评估量表识别正常老年人及轻度认知功能障碍老年人，以及识别正常老年人和轻度痴呆老年人的敏感度均优于简易精神状态检查量表。

（三）画钟试验

画钟试验用于检测记忆、视空间结构功能及执行功能等，操作简便，受文化背景影响较小。正确完成画钟试验需要有广泛的认知功能参与，如理解力、计划性、视觉记忆、视空间能力、运动和执行能力、抽象能力、注意力和控制能力等。

画钟试验的指导语为“请您在这儿画一个圆的钟表，填上所有的数字，并指示11点10分”。测评时必须严格逐字遵照指导语，以避免诸如“指针”之类的词汇对受试者产生提示作用。

画钟试验常采用“四分评分法”进行评定，评定方法为：①画出封闭的圆形（表盘），得1分；② 表盘的12个数字标注完整无遗漏，得1分；③12个数字在表盘上的对应位置正确，得1分；④分针及时针所指向的时间正确，得1分。

计算总得分，总分≤3分提示认知功能障碍。

三、评估注意事项

1. 评估环境应安静、无提示，如评估室内不应摆放或悬挂钟表，以免在完成画钟试验及时间定向力测试时对被评估者产生提示作用。

2. 避免无关人员在场，以免在评估过程中影响老年人的注意力。

3. 评估时应严格按照指导语进行提问或陈述，以保证评估结果的准确性。

4. 评估过程应注意语速和音量，保证老年人能听清问题。

实训3-1　认知功能评估训练

通过本案例的实践与分析，掌握老年人认知功能评估的方法、常用工具的使用，并思考、分析评估中易出现的错误。

案例设计

张爷爷，81岁。7年前出现记忆力减退，且症状逐渐加重，时常忘记常用物品放置位置，搞不清日常花销费用。近两个月症状更加明显，发生过3次出门迷路，并频繁与邻居争吵，猜疑邻居偷他财物。张爷爷平时与妻子同住，儿女不在身边，由于张爷爷近期的种种表现，其老伴感觉力不从心，更加担心难以保证张爷爷的安全。

请对张爷爷进行认知功能评估。

【实训目的】

1. 学会正确评估老年人认知功能的方法。

2. 能对评估结果进行综合与解读。

3. 培养学生尊重、关心、爱护老年人的品质。

【实训准备】

1. 环境准备　安排适宜的评估场所。

2. 用物准备　评估工具，可采用简易精神状态检查量表。

3. 操作者准备　衣帽整洁，仪表端庄，复习本节相关内容，掌握老年人疾病信息。

4. 老年人/标准化患者准备　理解认知功能评估目的与意义，能理解案例情景，能主动配合。

【操作流程】

1. 教师介绍认知功能评估的目的与要求，示范具体操作步骤，如条件允许可预先设立标准化患者。

2. 学生分成若干小组，每组同学互相（或对标准化患者）开展评估。教师可提前设计情景，并预设干扰项目。

3. 教师巡回指导学生完成评估，并收集共性问题。

【实训评价】

实训结束后，学生以小组为单位汇报实施过程中的体会与收获。教师点评，并评价共性问题，进行答疑。

【实训作业】

学生独立完成一份对于老年人的认知功能评估，并解读结果。

1. 通过评估，识别该老年人是否存在认知障碍。
2. 明确认知障碍对老年人生活的影响。
3. 依据评估结果，拟定认知障碍老年人的照护策略。

第2节　情绪与情感评估

案例 3-2

王奶奶，72岁。近一个月时常感到情绪低落，不愿与人交流，经常在深夜独自哭泣，食欲也明显下降。子女非常担心王奶奶的情况，前往社区卫生服务中心咨询并寻求帮助。

问题： 1. 王奶奶需进行哪方面的评估？

2. 评估人员在评估过程中应注意哪些要点？

一、概述

（一）情绪与情感

情绪是人对内外信息的态度体验及相应的行为和身体反应，是伴有较明显的自主性神经反应的一种心理状态。情感是与人的社会性需要相联系的主观体验，具有稳定性、深刻性和持久性的特点。

老年人情绪变化既与社会心理事件有关，也与自身躯体疾病有关，常表现出强烈、不稳定的情绪波动。评估人员应分析原因、寻找对策，帮助老年人保持良好的情绪。

（二）老年人情绪与情感的特点

1. 易产生消极情绪　由于社会参与逐渐减少或某些生活事件的影响，老年人易产生消极情绪。例如，有些老年人离退休后变成了“闲人”，容易出现情绪不振、意志消沉；有些老年人因躯体疾病产生无用、无助感，情绪烦躁，易怒等。

2. 情感体验深刻而持久　老年人有比较稳定的价值观和较强的自我意识，情绪情感体验比较深刻，不易受外界因素的影响而发生改变。

3. 情感体验较为敏感　老年人比较注重内心体验和人际关系，注重细节，因而点滴小事便有可能影响到老年人的情绪情感。

二、老年人焦虑评估

（一）焦虑的定义

焦虑是对未来或可能的风险过度担心和害怕的情绪状态，常伴有运动性不安及自主神经症状。

（二）老年人焦虑的表现

老年人焦虑可表现为没有确定原因的提心吊胆和惶恐不安，对未来产生莫名的担心，过分警觉，对外界刺激敏感，注意力难以集中；身体紧张，不能放松，搓手顿足，坐立不安，来回走动，不自主地发抖等；出汗、眩晕、呼吸急促、心动过速、身体发冷或发热、手脚冰凉、胃部不适、便秘或腹泻、尿频、喉咙有阻塞感等，这些症状可单独存在，也可能同时出现。

（三）老年人焦虑的评估内容

全面评估老年人发生焦虑的风险，包括焦虑的持续时间、严重程度，是否存在功能障碍、合并症和自我忽视的现象；老年人对当前和过去的治疗方法的依从程度；老年人的家庭环境及社会支持情况等。

（四）常用的焦虑评估工具

1. Zung焦虑自评量表 是一种分析患者主观症状的简便易行的临床测评工具，可测量焦虑症状及其严重程度，应用广泛。Zung焦虑自评量表的主要评定依据为项目所定义的症状出现的频度，总分80分，分数越高焦虑程度越严重（表3-2）。20个条目有5项（注*者）需反向计分。总分＜50分为没有焦虑情绪，50～59分为轻度焦虑，60～69分为中度焦虑，≥70分为重度焦虑。

表3-2 Zung焦虑自评量表

项目	无或偶尔 1分	有时 2分	经常 3分	总是 4分
1.我觉得比平常容易紧张或着急				
2.我无缘无故地感到害怕				
3.我容易心里烦乱或觉得惊恐				
4.我觉得我可能将要发疯（发疯感）				
*5.我觉得一切都很好，也不会发生什么不幸				
6.我手脚发抖				
7.我因为头痛、头颈痛和背痛而苦恼（躯体疼痛）				
8.我感觉容易衰弱和疲乏（乏力）				
*9.我觉得心平气和，并且容易安静坐着				
10.我觉得心跳得很快（心悸）				
11.我因为一阵阵头晕而苦恼（头昏）				
12.我有过晕倒发作，或觉得要晕倒似的（晕厥感）				
*13.我吸气呼气都感到很容易				
14.我手脚麻木和刺痛				
15.我因为胃痛和消化不良而苦恼				
16.我常常要小便（尿意、频数）				
*17.我的手常常是干燥温暖的				
18.我脸红发热				
*19.我容易入睡，并且一夜睡得很好				
20.我做噩梦				

2. 汉密尔顿焦虑量表 用于评定患者的焦虑症状及严重程度，包括14个项目（表3-3），采用交谈与观察的方式进行评估。该量表的评分制为0～4分：无症状=0，轻度=1，中等程度=2，重度=3，极重度=4。总分＜7分为没有焦虑症状，7～13分为可能有焦虑，14～20分为存在焦虑，21～28分为明显焦虑，≥29分为严重焦虑。

表3-3 汉密尔顿焦虑量表

序号	项目	无症状 （0）	轻度 （1）	中等程度 （2）	重度 （3）	极重度 （4）
1	焦虑心境：担心、担忧，感到最坏的事情将要发生，容易激惹					
2	紧张：紧张感、易疲劳、不能放松，情绪反应，易哭、颤抖、感到不安					

续表

序号	项目	无症状（0）	轻度（1）	中等程度（2）	重度（3）	极重度（4）
3	害怕：害怕黑暗、陌生人、一人独处、动物、乘车或旅游、公共场合					
4	失眠：难以入睡、易醒、睡眠浅、多梦、夜惊、醒后感觉疲倦					
5	认知功能：注意力不能集中、注意障碍、记忆力差					
6	抑郁心境：丧失兴趣、抑郁、对以往爱好缺乏快感					
7	躯体性焦虑（肌肉系统）：肌肉酸痛、活动不灵活、肌肉和肢体抽动、牙齿打颤、声音发抖					
8.	躯体性焦虑（感觉系统）：视物模糊、发冷发热、软弱无力感、浑身刺痛					
9	心血管系统症状：心动过速、心悸、胸痛、血管跳动感、昏倒感、心搏脱漏					
10	呼吸系统症状：胸闷、窒息感、叹息、呼吸困难					
11	胃肠道症状：吞咽困难、嗳气、消化不良（进食后腹痛、腹胀、恶心、胃部饱感）、肠动感、肠鸣、腹泻、体重减轻、便秘					
12	生殖泌尿系统症状：尿频、尿急、停经、性冷淡、早泄、阳痿					
13	自主神经系统症状：口干、潮红、苍白、易出汗、紧张性头痛、毛发竖起					
14	会谈时行为表现。①一般表现：紧张、不能松弛、忐忑不安、咬手指、紧握拳、面肌抽动、手发抖、皱眉、表情僵硬、肌张力高、叹息样呼吸、面色苍白；②生理表现：吞咽、打嗝、安静时心率快、呼吸快、腱反射亢进、震颤、瞳孔放大、眼睑跳动、易出汗、眼球突出					

三、老年人抑郁评估

（一）抑郁的定义

抑郁一般指抑郁发作，其特点为情绪低落、思维缓慢、语言动作减少和迟缓。老年期抑郁首次发病在60岁以后，以持久的抑郁心境为主要表现，在老年人群中较为常见。老年期抑郁病因复杂，常伴有躯体疾病，两者也可能互为因果。

（二）老年人抑郁的特征

1. 核心表现 情绪低落沮丧、快感缺失和兴趣减退，但常被其他主诉掩盖，并且年龄越大越明显。

2. 焦虑和激越 是老年人抑郁最为常见而突出的特点。主要表现为过分担心、灾难化的思维与言行，以及冲动激惹。

3. 躯体不适主诉突出 老年人常表现为包括慢性疼痛在内的各种躯体不适，对症治疗效果不佳。

4. 自杀行为 与年轻人相比，老年抑郁患者自杀观念频发且牢固、自杀计划周密，自杀率较高。

5. 认知功能损害 常与老年人抑郁共存。

6. 睡眠障碍 失眠是老年人抑郁的主要症状之一，表现形式包括入睡困难、易醒、早醒等。

（三）老年人抑郁的评估内容

老年人抑郁的原因复杂，通常是生理、心理、社会因素综合作用的结果，因此应进行全面的评估。评估内容包括是否存在抑郁情绪，有何诱因，老年人的内心体验及家庭、社会支持系统等。评估方法可结合应用访谈法、观察法、测量法及量表评定法等。

（四）常用的抑郁评估工具

1. 老年抑郁量表 用于老年人抑郁的筛查，针对老年人1周以来的感受进行测评。该工具是专为老年人设计的抑郁评估工具，具有较为明显的优势。目前常用的是含15个条目的简化版老年抑郁量表，操作简单，约需要5min即可完成。其中有5个项目（注*者）需反向计分。总分为0～15分，得分越高表明抑郁程度越高（表3-4）。

表3-4　老年抑郁量表

序号	请根据您最近一周的感受逐项回答下列问题	是	否
*1	您对生活基本上满意吗	0	1
2	您是否已经放弃了许多活动兴趣	1	0
3	您是否觉得生活空虚（不够充实）	1	0
4	您是否常常感到心烦	1	0
*5	您是否多数时候都感到心情愉快呢	0	1
6	您是否担心有不好的事情发生在自己的身上	1	0
*7	您是否多数时候都感到幸福	0	1
8	您是否常常感到无依无靠	1	0
9	您是否希望待在家里而不愿意去做些新鲜事	1	0
10	您是否觉得自己的记忆力比其他老年人差	1	0
*11	您是否认为活到现在真是太好了	0	1
12	您是否觉得自己很没用	1	0
*13	您是否感到精力充沛	0	1
14	您是否觉得自己的处境没有希望	1	0
15	您是否觉得多数人比您强很多	1	0

2. 康奈尔痴呆抑郁量表　针对痴呆老年人，尤其适用于对阿尔茨海默病患者的抑郁状态进行评定。该量表共有5个维度：情绪相关性症状、行为障碍、躯体表现、周期性功能和观念障碍。该工具对于任何程度的认知功能损害患者均有较好的适用性。

四、评估注意事项

1. 情绪与情感评估的部分内容比较敏感，在评估前需详细介绍评估目的，获得老年人的理解，并建立相互信任的关系。

2. 评估环境应安静、独立，尽量避免其他人员在场，以免影响老年人真实情感的表达。如老年人具有阅读及理解能力，可根据评估工具的要求采用自评方式，以便获得更加真实的结果。

3. 老年人情感表达方式较为内敛含蓄，在采用会谈法及问卷测量法的同时，可通过观察老年人的面部表情、身体动作及语音语调等传递的信号，来收集老年人的情绪、情感相关信息。

实训3-2　老年人抑郁评估训练

通过本案例的实践与分析，掌握老年人抑郁的评估方法、常用工具的使用，并思考、分析评估中的难点。

案例设计

李爷爷，77岁。1个月前妻子去世，目前独自一人生活。虽然子女考虑到亲人去世对李爷爷的打击，每天都看望李爷爷，但李爷爷仍然表现出闷闷不乐，不愿与人交流，情绪低落，常伴有失眠。近日李爷爷主诉周身不适，不能清楚描述不适性质及准确定位。但其家人在询问李爷爷情绪变化时，李爷爷表示自己调整得很好，不用子女担心。

请对李爷爷进行抑郁评估。

【实训目的】

1. 学会评估老年人抑郁的方法。

2. 掌握与具有抑郁倾向的老年人的沟通技巧。

3. 培养学生尊重、理解老年人的品质。

【实训准备】

1. 环境准备　选择合适的评估场所。

2. 用物准备　评估工具（老年抑郁量表）、笔、记录单。

3. 操作者准备　衣帽整洁，仪表端庄，复习本节相关内容。

4. 老年人/标准化患者准备　理解抑郁评估目的与意义，能展示抑郁老年人的沟通特征，能主动配合。

【操作流程】

1. 教师介绍抑郁评估的目的与要求，强调抑郁评估的沟通难点，允许学生进行相关背景问题的提问。

2. 学生分成若干小组，每组同学互相（或对标准化患者）开展评估。教师可提前设计仿真情景，并预设干扰项目。

3. 教师巡回指导学生完成评估，并收集共性问题。

【实训评价】

实训结束后，学生以小组为单位汇报实施过程中的困难与如何解决困难。教师点评，重点讲解与抑郁老年人的沟通技巧。

【实训作业】

学生独立完成一份对老年人的抑郁评估。

1. 通过评估了解该患者的抑郁状态及诱因。

2. 思考影响老年人抑郁评估准确性的影响因素。

3. 依据评估结果，拟定改善该老年人抑郁状态的策略。

第3节　压力与压力应对评估

案例 3-3

张阿姨，68岁，与女儿同住。近日张阿姨女儿生产一男婴，她也担负起照顾刚刚出生的小孙子的任务。但面对这项新任务，张阿姨感到压力很大，担心照顾不好小孙子，时常感到紧张不安，夜间难以入睡，还经常梦到由于自己的疏忽导致小孙子受伤，夜间常常惊醒。

问题：1. 需要对张阿姨进行哪方面的评估？

2. 评估人员在评估过程中应注意哪些要点？

一、概述

（一）压力与压力源

1. 压力　是指内、外环境中的各种刺激作用于机体时所产生的非特异性反应。这些反应使机体从平静状态进入应激状态。压力是机体对刺激的反应状态，而不是刺激本身。压力并非都是有害的，适当的压力有助于提高机体的适应能力，但过强或长期处于较强的压力之中，可导致身心疾病。

2. 压力源　是造成个体不适应或紧张，从而产生压力反应的因素。压力源包括以下几点。

（1）生物性压力源　是直接影响个体生存的事件，包括躯体创伤或疾病、饥饿、睡眠剥夺、噪声、气温变化等。

（2）精神性压力源　是影响个体精神需求的内在和外在事件，包括错误的认知结构、个体不良经验及生活经历造成的不良个性心理特点等。

（3）社会环境性压力源　指影响社会需求的事件，如重大变革、丧偶、离异、家庭长期冲突、人际适应问题、社会交往不良等。

（二）压力应对

压力应对是指个体处理压力的认知与行为过程。常用的压力应对方式包括情感式应对和问题式应对。情感式应对倾向于采取心理防御，如拒绝进食或过度进食、用药、饮酒、远离压力源等行为，回避和忽视压力源，用于处理压力所致的情感问题。问题式应对则倾向于通过采取有计划的行动，寻求排除或改变压力源所致影响的方法。

进入老年期后，老年人在日常生活中会受到诸多事件的干扰，如工作和地位改变引起的失落、慢性病折磨、身体功能老化，以及经济状况的改变等，这些都可能给老年人带来压力，如果应对不当，将给老年人的身心健康造成危害。

链 接　何为有效的压力应对?

维索茨基（Visotsky）提出了有效压力应对的判断标准：①压力反应维持在可控制的限度内；②希望和勇气被激发；③自我价值感得到维持；④人际关系及社会关系得到改善；⑤生理功能康复得以促进。

二、常用评估工具与应用

（一）压力源评估

评估人员通过访谈评估老年人的压力源及压力感知，鼓励老年人说出自己在现实生活中有哪些事件是超出自己应对能力的。可参考以下内容进行全面的访谈与评估（表3-5）。

表3-5　压力源的来源及访谈问题

压力源	问题
重大事件	目前让您感到有压力或紧张焦虑的事情有哪些？您认为您是否有能力应对这些事情？近来您的生活有哪些改变 日常生活中让您感到有压力和烦恼的事情有哪些？这些压力对您意味着什么？您是积极地还是消极地看待这些压力 由于疾病、住院、生活改变或家庭事件，您经历了哪些压力
环境方面	您所处的环境是否让您感到紧张不安或烦恼，原因是什么
家庭方面	您与您的家人关系如何，有无不和？您和您的家人的关系是否使您感到痛苦或烦恼
职业方面	您是否感到工作压力很大，无法胜任？通常您采取什么方式缓解紧张或压力
经济方面	您的经济状况如何？您是否感到入不敷出

（二）压力应对评估

老年人面临压力源时的应对方式对老年人健康具有重要的影响，需对其进行详细的评估。

1. 特质应对方式问卷　应对方式是指个体面对挫折和压力时所采用的认知和行为方式，是心理应激过程的重要因素。特质应对方式问卷采用自评方式，由20条反映应对特点的项目组成，包括积极应对与消极应对（各含10个条目）两方面内容，用于反映被评估者面对困难挫折时的积极与消极态度和行为特征。被评估者根据自己大多数情况时的表现逐项填写（表3-6）。

表3-6　特质应对方式问卷

序号	应对方式	肯定是	是	不一定	不是	肯定不是	得分
1	能尽快地将不愉快忘掉	5	4	3	2	1	
2	易陷入对事件的回忆和幻想之中而不能摆脱	5	4	3	2	1	
3	当作事情根本未发生过	5	4	3	2	1	
4	易迁怒于别人而经常发脾气	5	4	3	2	1	
5	通常向好的方面想，想开些	5	4	3	2	1	
6	不愉快的事很容易引起情绪波动	5	4	3	2	1	
7	喜欢将情绪压在心底里不让其表现出来，但又忘不掉	5	4	3	2	1	
8	通常与类似的人比较，就觉得算不了什么	5	4	3	2	1	
9	能较快将消极因素化为积极因素，如参加活动	5	4	3	2	1	
10	遇到烦恼的事很容易想悄悄地哭一场	5	4	3	2	1	
11	旁人很容易使你重新高兴起来	5	4	3	2	1	
12	如果与人发生冲突，宁可长期不理对方	5	4	3	2	1	
13	对重大困难往往举棋不定，想不出办法	5	4	3	2	1	
14	对困难和痛苦能很快适应	5	4	3	2	1	
15	相信困难和挫折可以锻炼人	5	4	3	2	1	
16	在很长的时间里回忆所遇到的不愉快事件	5	4	3	2	1	
17	遇到难题往往责怪自己无能而怨恨自己	5	4	3	2	1	
18	认为天底下没有什么大不了的事	5	4	3	2	1	
19	遇到苦恼事喜欢一个人独处	5	4	3	2	1	
20	通常以幽默的方式化解尴尬局面	5	4	3	2	1	

评价指标包括：

（1）积极应对：将条目1、3、5、8、9、11、14、15、18、20的评分累加，即得积极应对分。分数越高，反映积极应对特质越明显。

（2）消极应对：将条目2、4、6、7、10、12、13、16、17、19的评分累加，即得消极应对分。分数越高，反映消极应对特质越明显。

2. 医学应对问卷　是专用于患者的应对量表，简明扼要，包含三类应对策略，即面对、回避和接受。量表内容符合个体面临危险事件时的基本反应方式，内容容易理解。中文版医学应对问卷根据中国国情对原量表进行了修订（表3-7）。

表3-7　中文版医学应对问卷

指导语：下面列出一些问题，以了解您的某些想法、感受和行为，这些想法、感受和行为与您目前所患的疾病有关，请在每一问题后的四个答案中选取与您的实际情况最接近的一个打钩。

序号	问题	1分	2分	3分	4分	得分
*1	您在多大程度上希望自己参与作出各种治疗决定	非常希望	中等希望	有点希望	不希望	
2	您是否经常想与亲戚朋友谈论您的疾病	不想	有时想	经常想	总是想	
3	在讨论您的疾病的时候，您是否经常发现自己在考虑别的事情	从不这样	有时这样	经常这样	总是这样	
*4	您是否经常觉得自己要完全恢复健康是没有指望的	总是这样	经常这样	有时这样	从不这样	
5	几个月来，您从医生、护士等人那里得到多少有关疾病的知识	极少	一些	较多	很多	
6	您是否经常觉得，因为疾病，自己对今后各方面的事不关心了	从不这样	有时这样	经常这样	总是这样	
7	您在多大程度上愿意与亲友谈别的事，因为您没有必要老去考虑疾病	极低程度	一定程度	相当程度	很大程度	
8	在多大程度上您的疾病使您以更积极的态度去考虑生活中的一些事	极低程度	一定程度	相当程度	很大程度	
*9	当想到自己的疾病时，您是否会做些别的事情来分散自己的注意力	总是这样	经常这样	有时这样	从不这样	

续表

序号	问题	1分	2分	3分	4分	得分
*10	您是否经常向医生询问，对于您的疾病您该如何去做	总是这样	经常这样	有时这样	从不这样	
*11	当亲戚朋友与您谈起您的疾病时，您是否经常试图转换话题	总是这样	经常这样	有时这样	从不这样	
*12	近几个月，您从书本、杂志、报纸及网络上了解到多少有关您的疾病的信息	很多	较多	一些	极少	
*13	您是否经常觉得自己要向疾病屈服了	总是这样	经常这样	有时这样	从不这样	
14	在多大程度上您想忘掉您的疾病	极低程度	一定程度	相当程度	很大程度	
15	关于疾病，您向医生问了多少问题	没有	一些	较多	很多	
16	遇到患有同样疾病的人，通常您会与他谈论多少有关疾病的细节	极少	一些	较多	很多	
17	您是否经常以看电影、电视等方式来分散自己对疾病的注意	从不这样	有时这样	经常这样	总是这样	
*18	您是否经常觉得自己对疾病无能为力	总是这样	经常这样	有时这样	从不这样	
*19	亲朋好友向您询问病情时，您是否经常与他谈许多病情细节	总是这样	经常这样	有时这样	从不这样	
20	对于您的疾病，您是否经常感到自己只能听天由命	从不这样	有时这样	经常这样	总是这样	

使用方法：该量表由患者按指导语自行填写，患者按照自己情况在各条目后面所附的4项答案中各选取一项。
“面对”维度由1、2、5、10、12、15、16、19各条目分累计。
“回避”维度由3、7、8、9、11、14、17各条目分累计。
“屈服”维度由4、6、13、18、20各条目分累计。
各项目按四级计分，其中标有*的9个条目采用反评计分。

三、评估注意事项

1. 个体应对压力的反应受多种因素影响，尤其进入老年期后，个体面临的压力源较多且复杂，在评估时应考虑个体差异。一般而言，同时面临的压力源越多、强度越大、持续时间越长，所产生的压力反应越难应对。有成功应对经验，有良好家庭、社会、经济资源，以及自信、意志顽强的人更能适应和正确处理压力。

2. 当压力远远超过个体的适应能力时，往往对健康状态造成负面影响。加之老年人本身健康状况下降，因此在评估时也应考虑躯体表现。

自 测 题

选择题

1. 关于认知功能评估注意事项，以下陈述错误的是
   A. 评估时避免无关人员在场
   B. 评估环境应安静
   C. 认知功能评估得分未达到标准，可诊断为痴呆
   D. 评估过程应注意评估者的语速和音量
   E. 评估环境应无提示
2. 轻度认知功能障碍筛查敏感度较高的评估工具是
   A. 汉密尔顿焦虑量表
   B. 简易精神状态检查量表
   C. 蒙特利尔认知评估量表
   D. 画钟试验
   E. 观察法
3. 应用简易精神状态检查量表对一位文化程度为小学水平的老年人进行评估，当得分为多少分时考虑其存在认知受损
   A. ≤6分　　B. ≤24分
   C. ≤22分　　D. ≤20分
   E. ≤30分
4. 关于情绪与情感评估注意事项，以下陈述错误的是
   A. 评估时可采用多种评估方法结合的方式
   B. 评估环境应安静
   C. 评估前应与老年人建立信任关系
   D. 自评的方式容易产生误差，因此不建议采用自评方法
   E. 评估时避免无关人员在场
5. 老年人抑郁的临床表现特征包括

A. 与年轻人比较，不易发生自杀
B. 常伴有认知功能障碍
C. 情绪低落为主要表现，一般不伴有精神异常表现
D. 抑郁是情绪体验，一般不伴有躯体不适
E. 老年人抑郁较少见

6. 关于压力源的描述，以下陈述错误的是
A. 一切使机体产生压力反应的因素均称为压力源
B. 压力源一般包括生物性压力源、精神性压力源、社会环境性压力源三类
C. 生物性压力源、精神性压力源、社会环境性压力源三类压力源常独立存在
D. 社会环境性压力源一般是直接影响主体社会需求的事件
E. 生物性压力源、精神性压力源、社会环境性压力源三类压力源常同时存在

7. 关于压力应对的描述，以下陈述错误的是
A. 压力应对是指个体处理压力的认知与行为过程
B. 常用的压力应对方式包括情感式应对和问题式应对
C. 个体应对压力的有效性受多种因素影响
D. 一般而言，压力源持续时间越短暂，所产生的压力反应越难应对
E. 一般而言，同时面临的压力源越多、强度越大，所产生的压力反应越难应对

（张　洁）

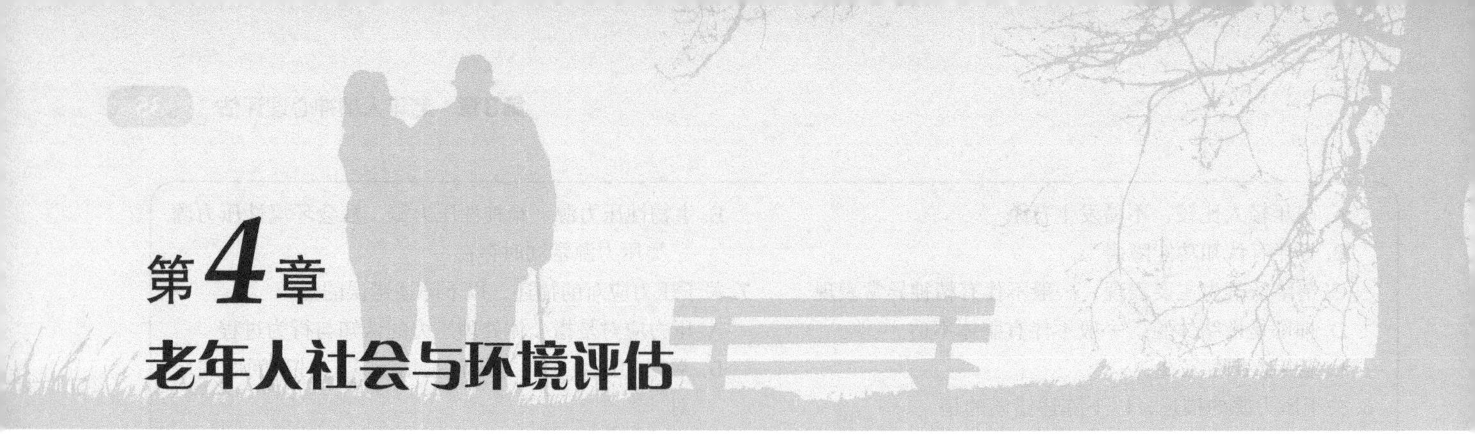

第4章 老年人社会与环境评估

老年人的社会与环境评估是老年综合评估的一个重要组成部分。社会评估是为了更好地了解老年人的社会功能，分析其个人与家庭问题，并以此指导其参与社会活动；环境评估主要是为了减少影响老年人生活的不良环境因素，帮助老年人选择和构建一个良好的独立的生活环境，让老年人更安全、更方便、更舒适地生活。本章将系统阐述老年人社会与环境评估的内容、方法、工具及要点，为实践者获取准确的评估信息提供帮助，为实施全面优质护理服务提供依据。

第1节　社会支持评估

案例 4-1

张阿姨，78 岁，无子女。近日出现日常生活活动能力下降，张阿姨担心未来无人照料自己，遇到突发情况不能应对，便前往社区服务中心寻求帮助。

问题： 1. 张阿姨需进行哪方面的评估？

2. 评估人员可选用哪些工具进行评估？

一、概述

（一）定义

社会支持是指来自家庭、亲友和社会其他方面（同学、组织、团体和社区等）对个体精神和物质上的慰藉、关怀、尊重和帮助。良好的社会支持既有利于个体对压力的适应和应对，也对维持良好的情绪体验具有重要意义。社会学领域从社会行为、社会互动及社会资源利用3个层面定义这一概念，认为社会支持是人与人之间相互扶持、帮助与支撑的过程，也是个体处理紧急事件的一种潜在资源。

社会支持从性质上可以分为两类，一类为客观的、可见的或实际的支持，包括物质上的直接援助、社会网络及团体关系的存在和参与；另一类是主观的、体验到的情感上的支持，即个体在社会中受尊重、被支持、被理解的情感体验和满意程度，与个体的主观感受密切相关。

（二）社会支持对老年人的作用

社会支持是老年群体的基本需求之一，既能够改善老年人群的生活质量，还可提升其主观幸福感和心理健康水平。社会支持在老年群体中发挥的具体作用主要包括以下几个方面。

1. 自尊的实现　老年人能够得到来自家庭或者社会的关心和照顾，在很大程度上增加了老年人的自尊，使其有被关爱、被重视的感觉和体验。

2. 自我肯定　家庭和社会对于老年群体在社会参与上的精神和物质支持，能够帮助老年人更好地融入社会和集体，有更多的机会来展示和提升自己的能力，肯定自我价值。

3. 信息获取　家庭成员的分享和社会的媒体宣传等都能在很大程度上帮助老年人尽可能地了解社会和生活等方面信息，防止老年人脱离社会，帮助其在遇到突发事件时能够有能力去处理。当老年人能够得到来自家人、朋友和社会团体的共同陪伴与信息分享时，会感受到生活更加丰富，更容易体会到归属感。

4. 实质性帮助　完善的社会支持网络与功能可给老年人带来经济和物质上的支持和帮助。

链　接　提高老年人社会支持

针对人口老龄化这一全球性问题，世界卫生组织号召各成员国积极应对。世界卫生组织在2015年发布的《关于老龄化与健康的全球报告》中提出向老龄人群提供有效的卫生系统服务，建立长期照护系统，创建关爱老年人的环境等措施，以提高老年人社会支持。《中华人民共和国国民经济和社会发展第十四个五年规划和2035年远景目标纲要》中也指出“推动养老事业和养老产业协同发展，健全基本养老服务体系，大力发展普惠型养老服务，支持家庭承担养老功能，构建居家社区机构相协调、医养康养相结合的养老服务体系。完善社区居家养老服务网络，推进公共设施适老化改造，推动专业机构服务向社区延伸，整合利用存量资源发展社区嵌入式养老”。

二、常用评估工具与应用

（一）社会支持评定量表

社会支持评定量表用于测量个体社会关系，包括3个维度：客观支持（即患者所接收到的实际支持）、主观支持（即患者所能体验到的或情感上的支持）和对支持的利用度（反映个体对各种社会支持的主动利用，包括倾诉方式、求助方式和参加活动的情况）。3个维度总得分越高，说明社会支持程度越好。该量表使用简便、条目易于理解，适合我国人群使用，也是目前使用最广泛的社会支持评估工具。社会支持评定量表见表4-1。

表4-1　社会支持评定量表

评估内容	评分细则	分值	得分
1.您有多少关系密切，可以得到支持和帮助的朋友（只选一项）	一个也没有	1	
	1～2个	2	
	3～5个	3	
	6个或6个以上	4	
2.近一年来您（只选一项）	远离家人，且独居一室	1	
	住处经常变动，多数时间和陌生人住在一起	2	
	和同学、同事或朋友住在一起	3	
	和家人住在一起	4	
3.您和邻居（只选一项）	相互之间从不关心，只是点头之交	1	
	遇到困难可能稍微关心	2	
	有些邻居很关心您	3	
	大多数邻居很关心您	4	
4.您和同事（只选一项）	相互之间从不关心，只是点头之交	1	
	遇到困难可能稍微关心	2	
	有些同事很关心您	3	
	大多数同事很关心您	4	
5.从家庭成员得到的支持和照顾（在合适的框内画“√”）	A.夫妻（恋人）	每项从无/极少/一般/全力支持分别计1～4分	
	B.父母		
	C.儿女		
	D.兄弟姐妹		
	E.其他成员（如嫂子）		

续表

评估内容	评分细则	分值	得分
6.过去，在您遇到急难情况时，曾经得到的经济支持和解决实际问题的帮助的来源	无任何来源	0	
	下列来源（可选多项）：A.配偶；B.其他家人；C.亲戚；D.朋友；E.同事；F.工作单位；G.党团工会等官方或半官方组织；H.宗教、社会团体等非官方组织；I.其他（请列出）	有几个来源就计几分	
7.过去，在您遇到急难情况时，曾经得到的安慰和关心的来源	无任何来源	0	
	下列来源（可选多项）：A.配偶；B.其他家人；C.亲戚；D.朋友；E.同事；F.工作单位；G.党团工会等官方或半官方组织；H.宗教、社会团体等非官方组织；I.其他（请列出）	有几个来源就计几分	
8.您遇到烦恼时的倾诉方式（只选一项）	从不向任何人倾诉	1	
	只向关系极为密切的1～2个人倾诉	2	
	如果朋友主动询问您会说出来	3	
	主动倾诉自己的烦恼，以获得支持和理解	4	
9.您遇到烦恼时的求助方式（只选一项）	只靠自己，不接受别人帮助	1	
	很少请求别人帮助	2	
	有时请求别人帮助	3	
	困难时经常向家人、亲友、组织求援	4	
10.对于团体（如党团组织、宗教组织、工会、学生会等）组织活动，您（只选一项）	从不参加	1	
	偶尔参加	2	
	经常参加	3	
	主动参加并积极活动	4	

计分方法：总分即十个条目计分之和，总分越高表示社会支持度越高。其中客观支持为2、6、7条目评分之和；主观支持为1、3、4、5条目评分之和；对支持的利用度为8、9、10条目评分之和。一般认为总分小于20分，为获得社会支持较少；20～29分为具有一般社会支持度；≥30分为具有满意的社会支持度。

（二）领悟社会支持量表

社会支持的一个重要评定要素包括社会支持的效果与个体感知到的支持程度相一致，领悟社会支持量表从该角度出发，强调个体对社会支持的主观体验。领悟社会支持量表共12个条目，测定个体领悟各种来源社会支持的总程度。领悟社会支持量表见表4-2。评分标准：①极不同意；②很不同意；③稍不同意；④中立；⑤稍同意；⑥很同意；⑦极同意。分别得分为1～7分。

表4-2 领悟社会支持量表

指导语：以下12个句子，每一个句子后面各有7个答案。请您根据自己的实际情况在每句后面选择一个答案。其中①表示您极不同意，即说明您的实际情况与这一句子极不相符；⑦表示您极同意，即说明您的实际情况与这一句子极相符；选择④表示中间状态。

序号	评估内容	评价	得分
1	在我遇到问题时有些人（领导、亲戚、同事）会出现在我的身旁	①②③④⑤⑥⑦	
2	我能够与有些人（领导、亲戚、同事）共享快乐与忧伤	①②③④⑤⑥⑦	
3	我的家庭能够切实具体地给我帮助	①②③④⑤⑥⑦	
4	在需要时我能够从家庭获得感情上的帮助和支持	①②③④⑤⑥⑦	
5	当我有困难时有些人（领导、亲戚、同事）是安慰我的真正源泉	①②③④⑤⑥⑦	
6	我的朋友们能真正地帮助我	①②③④⑤⑥⑦	

续表

序号	评估内容	评价	得分
7	在发生困难时我可以依靠我的朋友们	①②③④⑤⑥⑦	
8	我能与自己的家庭谈论我的难题	①②③④⑤⑥⑦	
9	我的朋友们能与我分享快乐与忧伤	①②③④⑤⑥⑦	
10	在我的生活中有些人（领导、亲戚、同事）关心着我的感情	①②③④⑤⑥⑦	
11	我的家庭能心甘情愿协助我作出各种决定	①②③④⑤⑥⑦	
12	我能与朋友们讨论自己的难题	①②③④⑤⑥⑦	

计分方法：总分在12～36分为低支持状态；总分在37～60分为中间支持状态；总分在61～84分为高支持状态。总分越高，说明个体的社会支持度越高。

实训4-1　社会支持评估训练

通过本案例，掌握老年人社会支持的评估方法。

案例设计

王爷爷，79岁。1年前老伴离世，他的两个女儿均在国外工作生活，目前王爷爷独自居住生活。老伴去世后，王爷爷对今后的生活依靠与支持感到担心，他对评估人员表示，虽然目前自己的身体状况尚可，能够独立生活，但毕竟孤身一人，如果遇到突发情况不知如何应对。

请对王爷爷进行社会支持评估。

【实训目的】

1. 掌握正确评估老年人的社会支持系统。
2. 学会分析评估对象潜在可利用社会支持资源。

【实训准备】

1. 环境准备　安排适宜的评估场所。

2. 用物准备　评估工具，社会支持评定量表。

3. 操作者准备　复习本节相关内容，熟悉社会支持评定量表内容。

4. 老年人/标准化患者准备　理解评估目的与意义，掌握案例背景，能主动配合。

【操作流程】

1. 教师介绍本次实践目的与要求，示范具体操作步骤，介绍本节重点、难点内容——社会支持评定量表的评估要点及技巧。
2. 学生间相互评估，或对标准化患者开展评估。
3. 教师巡回，指导学生完成评估。

【实训评价】

实训结束后，学生汇报评估体会。教师点评、答疑。重点强调该工具应用过程中的注意事项及如何在评估过程中深入挖掘，获得被评估者的潜在可利用社会支持资源，以便为老年人提供帮助。

【实训作业】

学生独立完成一份老年人的社会支持评估。

1. 通过评估，了解该患者的社会支持程度。
2. 分析该患者的潜在可利用社会支持资源。

第2节 家庭评估

案例 4-2

王爷爷，65岁，身体健康，刚从工作岗位上退休，退休前在单位为领导，与妻子和儿子一家三口人三代同堂，共同居住。妻子经常外出和邻居打牌，儿子、儿媳忙于工作，孙子忙于学业，王爷爷经常感觉孤独、寂寞。

问题：1. 应如何对案例中的王爷爷进行家庭评估？需要评估哪些内容？

2. 王爷爷在家庭中扮演什么角色？如何指导王爷爷适应角色的转变？

一、概述

家庭是初级的社会文化系统，是由两人或两人以上，因婚姻、血缘或收养关系而组成的一种团体，是父母、子女共同生活、彼此依赖的场所。成员之间在情感、躯体上有法定关系，彼此享有共同的空间与财产等资源。老年人由于退休、疾病或其他情况，失去了较广的社会生活环境，某些老年人由于功能状况变差而使其社交活动受到限制，以致家庭成为许多老年人主要或唯一的生活场所，故家庭生活环境成为影响老年人心理再适应和健康的重要因素。

家庭评估是根据家庭有关资料，对家庭结构、功能与个人健康状况等作出评价，其目的是分析家庭存在的健康和疾病问题，家庭所具备的资源，为促进家庭健康提供依据。对家庭进行评估将有助于了解家庭对老年人健康的影响，从而为制订有效的健康指导方案提供依据。

家庭评估的内容包括以下几方面。

1. 家庭成员基本资料

（1）家庭环境　包括家庭地理位置、周边环境、居家条件、邻里关系、社区服务状况等。

（2）每位家庭成员的基本情况　包括姓名、性别、年龄、家庭角色、职业、教育、婚姻及主要健康问题等。

（3）家庭经济状况　家庭主要经济来源、年均收入、年均开支、消费内容、年度积累、消费观念和经济目标等。

（4）家庭健康状况　家庭生活周期、家庭生活事件、主要生活方式、家庭健康信念、利用社会养老资源的方法与途径。

2. 家庭结构与类型　可分为核心家庭、传统家庭、单亲家庭、重组家庭、丁克家庭等。我国传统家庭结构是以传统大家庭为主要结构的形式，老年人在家庭中的地位较高。随着社会的发展，核心家庭所占据的比例逐渐增大，成为主要的家庭类型。核心家庭是指由一对夫妇及未婚子女组成的家庭，通常称“小家庭”。随着核心家庭的增多，家庭人数减少，导致老年人的孤独感增加，不利于老年人的身心健康。

3. 家庭成员的关系　主要是指与老伴、子女及孙辈之间的关系。家庭成员的关系在传统家庭中比较复杂，容易产生矛盾。核心家庭矛盾相对较少，但也会因赡养问题引起矛盾。评估人员可通过对老年人家庭成员关系的评估，了解其家庭有无矛盾及产生原因，并广泛宣传敬老、爱老、养老的传统美德，使家庭成员在家庭中做到对老年人在物质上赡养、生活上照顾、精神上安慰，保持良好的家庭关系。

4. 家庭功能　健全与否关系到家庭成员的身心健康，故家庭功能是家庭评估的重要内容之一。家庭对老年人的作用主要有以下3方面。

（1）为老年人提供经济支持　经济支持是老年人衣、食、住、行等基本生活需求的物质基础，也是老年人顺利安度晚年的基本条件。

（2）为老年人提供日常生活照顾　当老年人因衰老或疾病而失去生活自理能力时，家庭的照顾功能对老年人的生活就起到至关重要的作用。

（3）为老年人提供精神支持　家庭成员的情感联系、彼此关爱，对建立起家庭的归属感非常重要，这也是维持老年人心理健康必不可少的精神良药。

5. 家庭压力　是指在家庭中发生的重大生活变化。由于家庭是一个系统，个人或家庭的压力事件均会对整个家庭产生影响，包括家庭成员关系的改变，以及家人患病、伤残、死亡等都会扰乱家庭的正常生活。

二、常用评估工具与应用

家庭评估可以采用询问和问卷评估的方式进行。

（一）家庭成员基本资料

对家庭成员基本资料、家庭结构、家庭成员的关系等一般以询问的方式采集，通过与询问对象交谈，了解其家庭成员的基本情况。

（二）家系图

家系图可用来描述家庭结构、医疗史、家庭成员疾病有无遗传性、家庭关系及家庭重要事件等，使评估人员能很快掌握大量的家族基本资料。家系图一般包含三代人，可以从最年轻的一代开始向上追溯，也可以从中间一代开始上下展开，不同性别、角色和关系用不同的结构符号来表示，同代人中年龄大的排在左边，年龄小的排在右边，并在每个人的符号旁注上年龄、婚姻状况、出生或死亡日期、遗传病或慢性病等资料。

（三）家庭圈

家庭圈反映的是家庭中某一成员主观上对家庭的看法及其家庭关系网络，只代表某个家庭成员当前的主观认识，会随个人观点的改变而不断发生变化，因此情况变化后需要重新绘制。评估人员通过家庭圈或比较不同家庭成员之间的家庭圈，能够更好地了解家庭情况，发现家庭成员之间缺乏沟通的方面或彼此间角色期望，以便评估之后督促调整角色，改善家庭功能，增进家庭和谐。

家庭圈的做法是先由老年人画一个大圈，再在大圈内画上若干个小圈，分别为老年人自己认为重要的家庭成员。圈之间的距离代表关系的亲疏，小圈本身的大小代表权威或重要性的大小。评估人员可以离开几分钟，由老年人单独完成，完成后可以由评估人员向老年人提问或者老年人向评估人员解释图的含义，从而使评估人员理解老年人的家庭状况。评估人员还可以比较两个不同家庭成员间的家庭圈，并与两位或者几位家庭成员共同比较分析，发现他们之间缺少沟通的方面或者彼此间的期望，使其调整家庭角色，改善家庭功能。

（四）APGAR家庭功能评估

家庭功能可采用问卷或量表进行评估，常用于家庭功能评估的量表有APGAR家庭功能评估表（表4-3）。

APGAR家庭功能评估表主要从5个方面收集家庭功能的情况，即适应度、合作度、成长度、情感度及亲密度，具体的内容见表4-3。

A——适应度，指家庭在发生问题或面临困难的时候，家庭成员对于内在或外在资源的运用情况。

P——合作度，指家庭成员对权利与责任的分配情况。

G——成长度，指家庭成员互相支持而趋于身心成熟与自我实现的情况。

A——情感度，指家庭成员彼此之间互相关爱的情况。

R——亲密度，指家庭成员对于彼此共享各种资源的满意情况。

表4-3 APGAR家庭功能评估表

	项目	经常	有时	很少
适应度	1. 当我遇到困难时，可以从家人处得到满意的帮助			
合作度	2. 我很满意家人与我讨论各种事情及分担问题的方式			
成长度	3. 当我希望从事新的活动或发展时，家人能接受并给予支持			
情感度	4. 我很满意家人对我表达情感时的方式及对我愤怒、悲伤等情绪的反应			
亲密度	5. 我很满意家人与我共度美好时光的方式			

注：经常=2分，有时=1分，很少=0分。总分在7～10分为家庭功能良好，4～6分为家庭功能中度障碍，0～3分为家庭功能严重障碍。

三、评估注意事项

1. 全面准确地收集资料 不仅要收集家庭中老年人的资料，还要收集家庭其他成员的资料。同时要充分利用其他相关人员收集的资料，如社区居民健康档案、病历等。

2. 正确地分析资料作出判断 由于对居家老年人的照护比对养老机构中老年人的照护复杂，所以正确地分析资料和判断显得十分重要。做家庭评估时要特别注意认识家庭的多样性，避免主观臆断，不能用自己的经验、感受判断一个家庭，而要客观、专业地评估一个家庭。

3. 随时收集资料，修订照护计划 当老年人的家庭状况发生变化时，要随时收集资料，重新评估家庭功能，并根据新的评估结果及时修订照护计划。

第3节 老年人角色与角色适应评估

案例4-3

张爷爷，61岁。一年前退休，退休后前半年经常和妻子去旅游，很享受生活，但半年后整日无事可做，容易急躁和发脾气，对什么都不满意，近两个月出现严重失眠、多梦、心悸、阵发性全身燥热，影响到日常生活。

问题： 1. 对于案例中的老年人应进行哪方面的评估？评估中的注意事项有哪些？

2. 评估人员在评估过程中应注意哪些要点？

一、概述

（一）角色

角色即社会角色，是在一个社会单元中，人们对在组织中占据特定职位的个体所期望的行为模式。人的一生会经历多种角色的转变，在不同时期、不同环境、不同位置扮演不同角色，在不同的角色中起到不同的作用，只有适应了角色活动，才能适应工作、社会活动、家庭活动等。角色可以分为第一角色、第二角色、第三角色。

1. 第一角色 也称基本角色，是由个人的年龄、性别所赋予的角色，决定个体的主体行为，如妇女、儿童、老年人等。

2. 第二角色 也称一般角色，是由所处的社会情形和职业所确定的角色，与个体生长发育阶段的特定任务有关，如母亲、教师、护士、医生等。

3. 第三角色 也称独立角色，是为完成某些暂时性发展任务而临时承担的角色，如患者、学会委员等。

（二）角色适应不良

1. 定义 角色适应不良是由来自社会系统的外在压力所引起的主观情绪反应，当个体的角色表现与角色期望不协调或无法达到角色期望的要求时，可发生角色适应不良。角色适应不良可导致各种心理和（或）生理问题，影响自身和他人的身心健康。

链 接 角色适应不良的类型

（1）角色冲突 角色期望与角色表现之间差距太大，个体难以适应时发生的心理冲突与行为矛盾。主要由个人需要同时承担的两个或多个角色在时间或精力上互相冲突引起。

（2）角色匹配不当 个体的自我概念、自我价值观或自我能力与其角色期望不匹配。

（3）角色模糊 个体对角色期望不明确，不知道承担这个角色该如何行动而造成的不适应反应。主要与角色改变太大、角色期望太复杂相关。

（4）角色负荷过重 个体角色行为难以达到过高的角色期望。

（5）角色负荷不足 对个体的角色期望过低，不能完全发挥其能力。

2. 影响因素

（1）年龄 为影响角色适应的重要因素，老年人由于依赖性加强和自信心减弱，对自己的能力表示怀疑，对承担原来的社会角色恐慌不安，容易发生角色强化。

（2）性别 女性比男性更容易发生角色适应不良。

（3）经济状况 经济状况差的老年人容易出现角色适应不良。

（4）家庭与社会支持系统 家庭和社会支持系统强的老年人能较快地适应角色。

（5）其他因素 社会环境、人际关系等。

3. 临床表现 角色适应不良的老年人常出现下列表现。

（1）情绪情感 焦虑、紧张、抑郁、易激惹、绝望等。

（2）行为症状 行为失去控制，容易激动、缺乏耐心和好发脾气。

（3）生理症状 头痛、头晕、乏力、睡眠障碍、心慌、心律不齐等。

4. 角色适应的方法

（1）调整心态，顺应规律 重新安排退休后的工作、学习和生活，做到老有所为、老有所学、老有所乐。

（2）发挥余热，重归社会 寻找机会，做一些力所能及的工作，努力实现自我价值，充实生活，促进身体健康。

（3）善于学习，渴求新知 加强学习，更新知识，适应社会变迁。

（4）培养爱好，寄托精神 有意识地培养一些兴趣，以丰富和充实自己的生活，增进身心健康。

（5）扩大社交，排解寂寞 积极主动建立人际网络，与家庭成员间也要建立协调的人际关系。

（6）生活自律，保健身体 起居规律，早睡早起，按时休息，适时活动，养成良好的饮食卫生习惯，戒除有害健康的不良嗜好，建立起以保健为目的的生活方式。

（7）必要的药物和心理治疗 出现身体不适、心情不佳、情绪低落时应主动寻求帮助，若患有严重的焦躁不安和失眠症状，必要时可在医生的指导下适当应用药物或接受心理治疗。

（三）角色评估

角色评估是采取各种方法评估老年人对角色的感知，判断角色行为是否正常，是否适应角色变化及角色适应不良，主要包括角色的承担、角色的认知、角色的适应。角色评估可通过开放式询问、角色评估量表等进行评价。开放式评估可了解老年人过去的职业、目前所承担的角色、家庭角色的表现、角色期望等内容，评估老年人对自己承担的角色是否满意，有无不良的行为反应等。角色适应不良是一个动态的过程，要根据老年人阶段性所承担的角色来评估其角色变化及角色适应情况。

二、常用评估工具与应用

角色评估量表主要包括巴里（Barry）角色评估量表（表4-4）、角色功能评估量表（表4-5）和人际关系自我评定量表，Barry角色评估量表和角色功能评估量表主要根据老年人的回答来进行判断。

（一）Barry角色评估量表

表4-4 Barry角色评估量表

问题	回答
1.您的职业是什么	
2.您从事这项工作多少年	
3.您认为此次患病会影响您的工作能力吗	
4.您与谁住在一起	
5.谁在您生活中最重要	
6.您感到社交孤独吗	
7.您有社交孤独或社交障碍吗	
8.交流能力：受限障碍	

（二）角色功能评估量表

表4-5 角色功能评估量表

问题	回答
1.您从事什么职业及担任什么职位或退休	
2.您目前在家庭、单位、社会所承担的角色与任务有哪些	
3.您觉得这些角色是否合理？您是否感到角色任务过重、过多或不足，您感到太闲还是休闲娱乐的时间不够	
4.您对自己的角色期望有哪些？他人对您的角色期望又有哪些	
5.您认为您的角色发生了哪些变化，对您有影响吗？是否感受到期望的角色受挫	

第4节 环境评估

案例 4-4

刘爷爷，71岁。育有两子，目前和妻子居住，为了保障老年人居家安全，现对刘爷爷的居住环境进行评估。

问题： 1. 对于案例中的老年人应进行哪方面的评估？评估中的注意事项有哪些？

2. 评估人员在评估过程中应注意哪些要点？

一、概述

（一）环境

人类生存的空间及其中可以直接或间接影响人类生活和发展的各种自然因素称为环境，包括自然环境、社会环境、心理环境。

（二）物理环境

物理环境是自然环境的一部分，它包括天然物理环境和人工物理环境。天然物理环境包括自然声环境等；人工物理环境是由人工因素形成的噪声环境、光环境、热环境等。

对于老年人来说，狭义的物理环境是指老年人生活周围的设施、建筑物等物质系统，包括居家环境、社区环境、医院环境等。

（三）老年人物理环境评估

老年人物理环境评估主要是指采用自述法、询问法、实地考察法、检测法等方法对老年人居家环境、生活环境、社区中特殊的资源进行评估，即对老年人家庭场所、工作场所、文化休闲场所、病室等进行评估，及时识别影响老年人日常生活行为的环境障碍因素。

链 接 适老化环境改造

适老化环境改造是指针对老年人的身体机能及特点，设计和改造适合老年人生活的住宅、公共设施和社区环境等。适老化环境改造应坚持“以老年人为本”的理念，从老年人的视角出发，切实去感受老年人的不同需求，最大限度地帮助随着年龄增长出现身体机能衰退，甚至是功能障碍的老年人，为他们的日常生活和出行提供方便，包括实现无障碍设计、引入急救系统等。

二、居家安全评估

居家安全评估主要是评估老年人居家生活环境中是否有影响老年人日常生活的因素或不安全因素。老年人的居家安全评估主要通过询问、现场勘查，结合评估量表（表4-6，表4-7）等进行。

表4-6 居家环境专业评估表

处所	评估内容	评估要素
一般居室	光线	光线是否充足
	温度	是否适宜
	地面	是否平整、干燥、无障碍物
	地毯	是否平整、不滑动
	家具	放置是否稳定、固定有序，有无妨碍通道
	床	高度是否在老年人膝下，与其小腿长度基本相同
	电线	安置如何，是否远离火源、热源
	取暖设备	安置是否妥当
	电话	紧急电话号码是否放在易见、易取的地方
厨房	地板	有无防滑措施
	燃气	“开”“关”的按钮标志是否醒目
浴室	浴室门	门锁是否内、外均开
	地板	有无防滑措施
	便器	高低是否合适，有无扶手
	浴盆	高度是否合适，盆底是否有防滑胶垫
楼梯	光线	光线是否充足
	台阶	是否平整无破损，高度是否合适；台阶之间色彩差异是否明显
	扶手	有无扶手，扶手是否牢固

表4-7　居家安全评估问卷

条目	评估内容
1	居住房间方位是否朝南，是否冬暖夏凉
2	居住是否舒适
3	居室空气质量如何
4	居室隔离噪声的能力如何
5	房间内的色彩是否恬静、淡薄、柔和
6	是否有类似水仙、文竹之类的花卉点缀房间，使房间布局平衡、色彩协调、氛围活泼
7	您是否感觉到家里存在哪些安全隐患
8	针对这些隐患有没有采取相应的防范措施
9	面对危险，您是否能及时发现并且躲避危险
10	如果您没有及时避免这些危险，您是否有求助措施

三、老年友善环境评估

老年友善环境包括城市、社区、医院。城市一般包括住宅区、工业区和商业区，有居民区、街道、医院、学校、公共绿地、写字楼、商业卖场、广场、公园等公共设施。社区应该有一定的人口、一定范围的地域、一定规模的设置、一定特征的文化和一定类型的组织。医院是向老年人提供医疗护理服务的医疗机构。

（一）城市环境评估

城市环境对老年人的身心健康具有重要的影响，因此需对城市环境进行评估，具体见表4-8，以便更好地了解城市社会环境和自然环境，并可以不断加以改善，为老年人创造一个舒心、安逸的城市休闲环境。老年人友善城市环境应该包括空间友善、政策友善、参与友善，即老年人日常起居、出行等方便，在医疗、养老、保障、福利方面也营造出支持、包容的社会环境，提供丰富多元的参与机会，让老年人参与到各类社会事务中，实现自我价值，获得效能感（图4-1，图4-2）。

表4-8　城市环境评估

城市评估	分类	评估内容
城市社会环境评估	政治	管理城市事务的能力
	经济	城市经济发展水平
	文化	文化事业建设是否健全和具有深厚的文化韵味
	历史	是否具有悠久的历史
	民族	各民族能否相处融洽，共同繁荣
	人口	人口密度如何
	行为	社会行为是否公平正义，符合道德法律要求
城市自然环境评估	地质	属于哪种地质类型
	地貌	属于哪种地貌类型
	水文	水文资源情况如何
	动植物	动物分布如何，是否有大面积植被覆盖
	气候	气候如何，是否适合老年人生活活动
	土壤	土壤条件如何，对于农作物的生长是否适宜

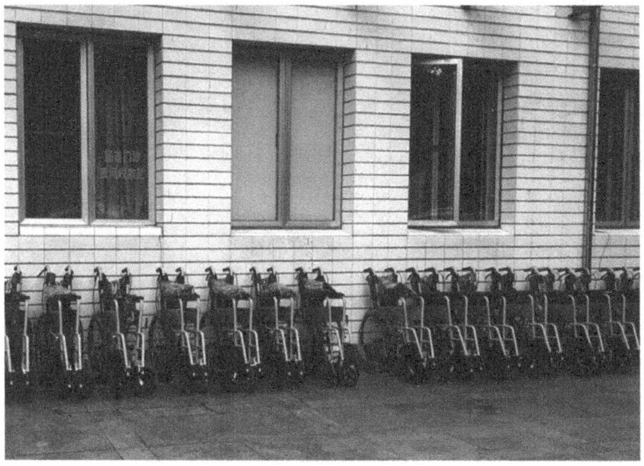

图4-1　城市共享轮椅

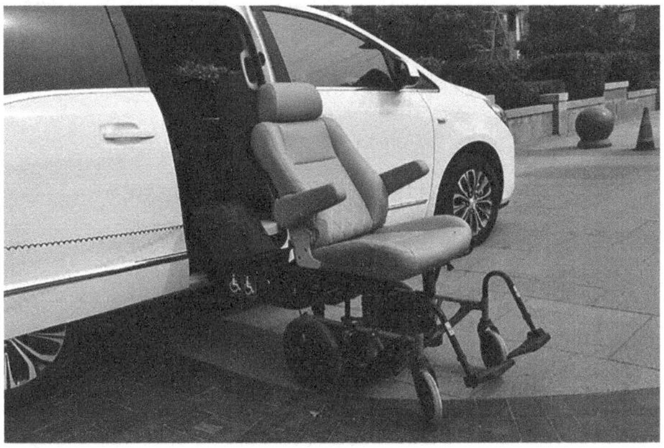

图4-2　无障碍汽车

（二）社区环境评估

社区环境是社区主体赖以生存及社区活动得以产生的自然条件、社会条件、人文条件和经济条件的综合。社区环境评估具体见表4-9。老年人友善社区，主要是保障老年人居住环境安全整洁、出行设施完善便捷、社区服务便利可及、社会参与广泛充分、孝亲敬老氛围浓厚、科技助老智慧创新、管理保障到位有力，以满足老年人在居住环境、日常出行、健康服务、养老服务、社会参与、精神文化生活等方面的需要，增强老年人的获得感、幸福感、安全感（图4-3～图4-6）。

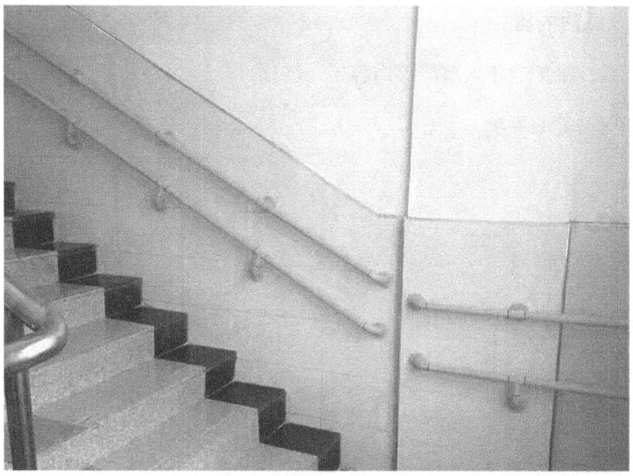

图4-3　楼梯安全扶手

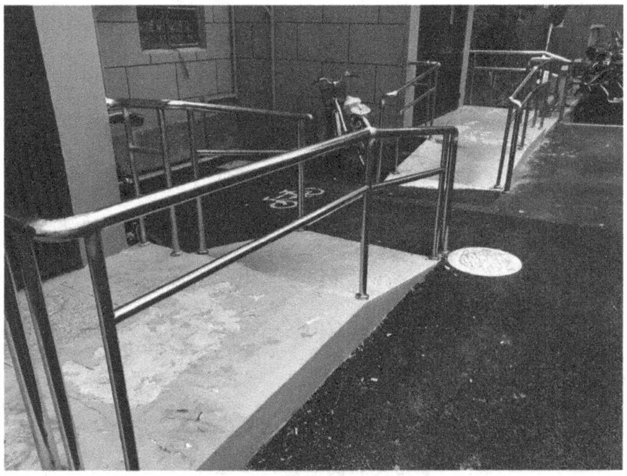

图4-4　适老化坡道

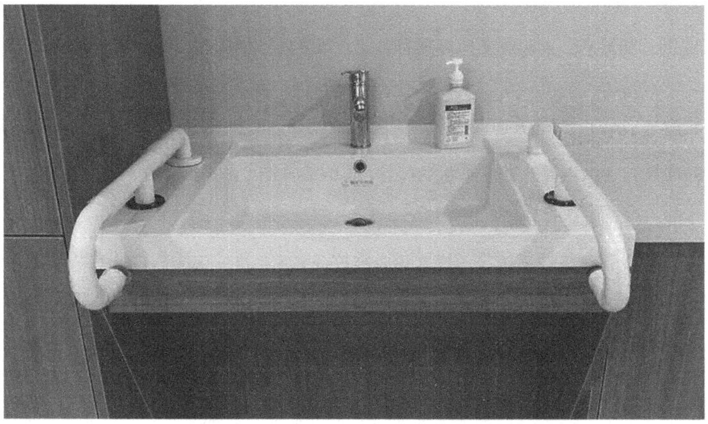

图4-5　可插入轮椅的洗手池

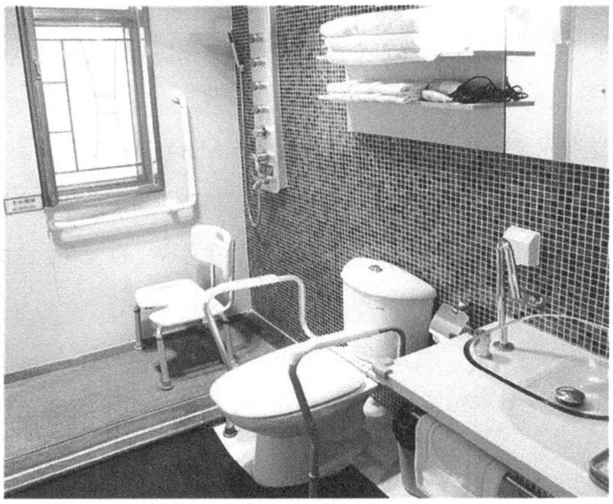

图4-6　居家适老化改造

表4-9 社区环境评估

社区评估	类型	评估内容
自然环境	社区的区位	数量是否合适，是否能满足大部分需要
	规划的范围	范围是否合理，有没有影响到正常的生活活动
	社区内的绿化、净化、美化状况	绿化面积和美化程度如何
人文环境	生活环境	生活环境是否美好，空气质量如何
	消费状况	消费水平高低，与收入相比如何
	治安状况	治安能否得到保障
	行为文化环境	能否营造一种积极健康的文化环境
社会环境	生活习惯	生活习惯是否与社会整体相适应和融合
	人际关系状况	人际交往如何

（三）医院环境评估

对老年人的就医环境进行准确的评估，为老年人的恢复提供一个良好适宜的环境，有利于老年人的身心健康发展。本部分参考国家卫生健康委员会、国家中医药管理局《关于开展建设老年友善医疗机构工作的通知》中关于友善医院环境的评估内容，具体见表4-10。

表4-10 老年友善医院环境评估

分类	评估内容
老年友善文化	机构愿景或文化中有关心、关爱老年人，保障老年人权益，维护老年人尊严等内容
	职工手册、行为守则等规范中有对老年人态度、行为和用语等的要求
老年友善管理	建立老年友善医疗机构的运行机制
	建立具有老年医学服务特点的技术规范和持续改进机制
	建立老年学和老年医学知识、技能等教育、培训的长效机制
	建立老年患者的双向转诊机制，形成医联体的协作管理模式
老年友善服务	提供多渠道挂号服务
	优化服务流程，建立老年人就医绿色通道
	二级以上机构开展老年综合评估服务，对老年患者高风险因素给予早期识别与干预，保障医疗安全
	基层医疗机构开展上门诊疗、康复、照护等个性服务
	开展多学科合作诊疗，鼓励患者及其照护者参与照护计划的制订与实施
	对住院老年患者进行高风险筛查，重点开展跌倒、肺栓塞、误吸和坠床等项目，建立风险防范措施与应急预案、高风险筛查后知情告知制度
老年友善环境	门急诊、住房病区配置有辅助移乘设备（如轮椅、平车等），并方便取用
	机构内标识醒目、简明、易懂，具有良好的导向性，主出入口处有方便老年人上下车的临时停车区和安全标识
	机构内地面防滑、无反光，设置有无障碍卫生间，门宽应适宜轮椅进出
	所有出入口、门、台阶、坡道、转弯处、轮椅坡道及信息标识系统等的设置均应当符合国家标准《无障碍设计规范》（GB 50763—2022）
	适老性病房温馨整洁，病房中应当配有时钟和提示板，温、湿度适中，家具稳固

自 测 题

选择题

1. 社会支持对老年人的作用不包括
   A. 辅助疾病诊断
   B. 自尊实现
   C. 自我肯定
   D. 获取信息
   E. 精神与物质支持
2. 下列哪项不属于客观的社会支持
   A. 物质上的支援
   B. 个体在社会中受尊重
   C. 暂时性的社会交际
   D. 非社会团体的社会交际
   E. 精神上的支持
3. 随着社会的发展，我国的家庭结构由传统的大家庭逐渐转变为以哪种家庭为主
   A. 丁克家庭
   B. 单亲家庭
   C. 核心家庭
   D. 重组家庭
   E. 支柱家庭
4. 关于家庭对老年人的作用，下列说法不正确的是
   A. 提供日常生活照顾
   B. 提供与外界的社交机会
   C. 提供经济支持
   D. 提供精神支持
   E. 提供情感支持
5. 家庭评估常用的评估工具是
   A. APGAR家庭功能评估表
   B. 老年人居家环境安全评估表
   C. 生活满意指数A
   D. 老年抑郁量表
   E. 老年焦虑量表
6. 进入老年期，个体扮演的角色发生了改变，不包括哪项改变
   A. 从全职工作中退出或成为部分退休者
   B. 从全职工作中退出或成为全部退休者
   C. 由照顾者角色逐渐转变为被照顾者
   D. 由被照顾者角色逐渐转变为照顾者
   E. 由原来的主要经济收入者转变为次要经济收入者
7. 角色适应不良的表现不包括
   A. 紧张
   B. 焦虑
   C. 胆固醇、三酰甘油升高
   D. 易激惹
   E. 情绪低落
8. 老年人的友善环境不包括以下哪项
   A. 居家
   B. 社区
   C. 医院
   D. 城市
   E. 公共场所
9. 老年人社区环境评估包括以下哪项
   A. 生理环境
   B. 人文环境
   C. 家庭环境
   D. 心理环境
   E. 经济环境

（张　洁　罗　珊　李燕萍）

第5章 老年综合征及常见问题评估

第1节 跌　　倒

案例 5-1

王爷爷，82岁，患高血压40年，糖尿病20年，偶有头昏。王爷爷凌晨起床在家中如厕时发生跌倒，不能移动。

问题：1. 哪些原因造成该患者发生跌倒？

2. 评估者如何评估该患者跌倒危险程度？评估中的注意事项有哪些？

3. 如何预防再次跌倒的发生？

一、概述

（一）定义

跌倒是指突发、不自主的、非故意的体位改变，倒在地上或更低的平面上。按照《国际疾病分类》（ICD-10）对跌倒的分类，跌倒包括以下两类：①从一个平面至另一个平面的跌落；②同一平面的跌倒。

链 接　跌倒恐惧

跌倒恐惧也称害怕跌倒，指在进行某项活动时为了避免跌倒而出现的自我效能或信心降低，在老年群体中发生率较高。目前国际上多将跌倒恐惧与自我效能联系在一起。跌倒自我效能是反映跌倒恐惧程度的变量。跌倒自我效能越高，活动时发生跌倒恐惧的程度越低，患者越相信自己能很好地在避免跌倒的同时完成各项活动。

（二）影响因素

1. 内在因素　感觉器官、中枢神经系统和骨骼肌肉系统三者协调作用共同维护机体体位的稳定性。这些系统中任一环节的任一因素出现问题，均可能破坏机体内在的稳定性，而成为诱发跌倒的发生。

（1）生理因素　随年龄增长，老年人的前庭感觉功能、本体感觉、深度觉均减退，视力下降、反应迟缓、中枢神经系统和周围神经系统的控制与协调能力下降，下肢肌力减弱，而易发生跌倒。

（2）病理因素　神经系统、前庭疾病可影响老年人的平衡和步态，增加跌倒风险；脑萎缩、小脑病变、帕金森病、脑卒中等疾病影响老年人的肌力、感觉、反应能力及反应时间、平衡能力等，使跌倒危险性增加。

（3）药物因素　镇痛药特别是阿片类药物会降低警觉或对中枢产生抑制作用；抗高血压药、抗心律失常药、利尿药会减少脑组织血流量；氨基糖苷类抗生素、大剂量髓袢利尿药可直接引起耳毒性；

吩噻嗪类药物如氯丙嗪导致锥体外系反应增加。

（4）心理因素　老年人出现认知障碍；或不服老、不愿麻烦他人而勉强为之；或情绪不稳定时，均可增加跌倒风险。

2. 外在因素

（1）环境因素　①地面因素：过滑、不平、有障碍物等；②家具及设施因素：不合适的家具高度和摆放位置，卫生间、楼梯无扶手，室内光线过暗或过亮等；③穿着因素：鞋的大小不合适，鞋底不防滑等；④其他：如腋杖、手杖等辅助用具不合适等均为跌倒的风险因素。

（2）与老年人活动状态有关的危险因素　行走或变换体位时，或进行重体力劳动或较大危险性活动（如爬梯子、骑车）时，易发生跌倒。

（三）临床表现

跌倒后常见的表现有骨折、关节脱位、疼痛、扭伤及软组织损伤等。老年人跌倒后易造成的骨折有髋部、肱骨外髁颈及桡骨远端的骨折，脊柱压缩性骨折等。同时，因骨折断端易损伤周围的血管而造成出血及血肿，疼痛严重者可出现休克。跌倒后长期卧床可发生脱水、压力性损伤、横纹肌溶解和肺炎等并发症。

二、跌倒筛查与评估

（一）健康史

1. 本次跌倒史　向老年人及照护者询问跌倒的时间、地点、方式（绊倒、滑倒或晕倒），跌倒时的活动状态，老年人能否独立起身；跌倒前有无饮酒或服用可疑药物，有无头晕、头痛、心慌等症状；跌倒后有无意识丧失、受伤和大小便失禁等。

2. 既往史　重点了解老年人既往有无跌倒史及跌倒的次数和受伤情况；跌倒前的健康情况；有无可引起跌倒的疾病及其诊治情况；有无使用可诱发跌倒危险的药物。

（二）身体状况

评估老年人的一般身体状况，是否存在行动不便、关节活动受限、疼痛等情况。同时还应评估老年人是否患有与跌倒相关的基础疾病及服用跌倒高风险药物的情况。

（三）辅助检查

根据需要行影像学和实验室检查，明确跌倒造成的损伤情况和引起跌倒的疾病或潜在性疾病。如跌倒后可疑并发骨折时，行X线检查；可疑并发头部损伤时，行头颅计算机断层扫描（CT）或磁共振成像（MRI）检查；怀疑跌倒为低血糖引起时则要进行血糖检测；如有新的进行性神经系统体征，或提示急性脑卒中或占位性病变的神经系统体征（神志不清加重，但无引起谵妄的其他原因），应行神经影像学检查。

（四）评估工具

2011年，我国卫生部公布的《老年人跌倒干预技术指南》中提出的老年人跌倒风险评估工具，主要用于社区老年人跌倒的风险筛查，由专门受训人员完成（表5-1）。结果评定：低危，1～2分；中危，3～9分；高危，10分及以上。

表5-1　老年人跌倒风险评估工具

条目	权重	得分	条目	权重	得分
运动			睡眠情况		
步态异常/假肢	3		多醒	1	
行走需要辅助设施	3		失眠	1	

续表

条目	权重	得分	条目	权重	得分
行走需要旁人帮助	3		夜游症	1	
跌倒史			用药史		
有跌倒史	2		新药	1	
因跌倒住院	3		心血管药物	1	
精神不稳定状态			降压药	1	
谵妄	3		镇静、催眠药	1	
痴呆	3		戒断治疗	1	
兴奋／行为异常	2		糖尿病用药	1	
意识恍惚	3		抗癫痫药	1	
自控能力			麻醉药	1	
大便/小便失禁	1		其他	1	
频率增加	1		相关病史		
保留导尿	1		精神科疾病	1	
感觉障碍			骨质疏松症	1	
视觉受损	1		骨折史	1	
听觉受损	1		低血压	1	
感觉性失语	1		药物／酒精戒断	1	
其他情况	1		缺氧症	1	
—	—		年龄80岁及以上	3	

三、跌倒预防与管理

（一）跌倒的预防措施

老年人跌倒常为多因素作用的结果，通过预防有助于降低老年人跌倒的发生。

1. 心理护理 通过健康宣教，使老年人了解自身的健康状况和活动能力；给老年人创造和谐快乐的生活状态，避免情绪波动；帮助老年人消除跌倒恐惧等心理障碍。

2. 日常生活照护

（1）穿着 衣、裤要合适，不穿过长、过宽，易绊脚的长裤或长裙。穿脱鞋、裤、袜时坐着进行。走动时尽量不穿拖鞋，选择舒适、安全的鞋（图5-1）。

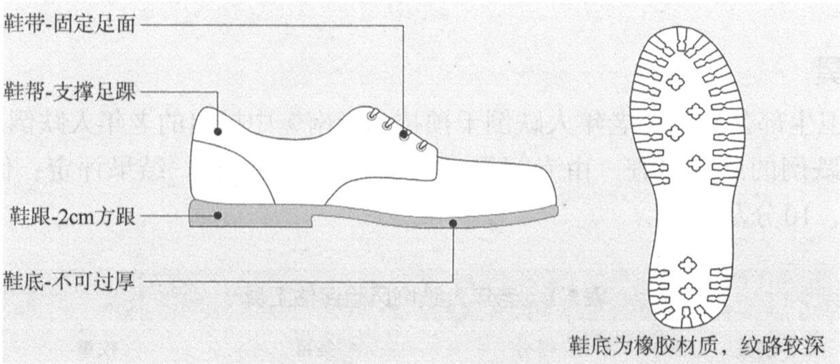

图5-1 安全的鞋

（2）行动与活动 走动前先站稳再起步，小步态的老年人，起步时腿要抬高一些，步子要大些。

变换体位时（如便后起身、上下床、低头弯腰捡物、转身、上下楼梯等）动作要慢。日常生活起居做到“3个30s”（醒后30s再起床，起床30s再站立，站立30s再行走）。避免从事重体力劳动和危险性活动，避免过度劳累，不要在人群拥挤的地方走动。老年人一旦出现不适症状应马上就近坐下或由他人搀扶卧床休息。

（3）坐便器的使用　双腿站稳，双手把住扶手，然后缓慢下蹲或起身。

（4）夜间安全防范　反应迟钝，有直立性低血压的老年人，睡前将便器置于床旁。意识障碍、身材高大或睡眠中翻身幅度较大的老年人，睡眠时可在床边加床挡。发现老年人睡向床边时，应及时将其移向床中央。

（5）选择适当的辅助工具　活动不便的老年人，可使用安全的辅助工具如轮椅、助行器等。有感知障碍者，可佩戴老花镜或助听器。

3. 运动锻炼　规律的运动锻炼（特别是平衡训练）可减少跌倒发生。运动锻炼的形式可根据老年人的年龄、活动能力、个人兴趣选择，如散步、慢跑、太极拳、平衡操、运动操等均为适合老年人的运动方式。

4. 重视疾病防治　积极防治可诱发跌倒的疾病，如控制高血压、心律失常和癫痫发作等，以减少和防止跌倒的发生。

5. 合理用药　避免给老年人使用易引起跌倒的高危药物。若必须使用，尽量减少用药的种类和剂量，缩短疗程，并在用药前做好宣传教育，如告诉服用镇静催眠药的老年人未完全清醒时不要下床。

6. 环境因素的预防　去除居住环境中的危险因素，检查房间布局、地面、通道、楼梯、照明、家具等是否存在跌倒危险因素。

（二）跌倒后的处理

发现老年人跌倒后不要急于扶起，要分情况进行处理。

1. 意识不清老年人的处理　在场者应立即拨打急救电话。①有外伤、出血者，应立即止血、包扎；有呕吐者，将其头部偏向一侧，并清理口、鼻腔呕吐物，保证呼吸通畅。②有抽搐者，应移至平软地面或身体下垫软物，防止碰、擦伤，必要时牙间垫较硬物，防止舌咬伤。注意不要硬掰抽搐肢体，防止肌肉、骨骼损伤。③如呼吸、心搏停止，应立即进行胸外心脏按压、口对口人工呼吸等急救措施。④如需搬动，应保证平稳，尽量平卧。

2. 意识清晰老年人的处理　①询问老年人跌倒时的情况及对跌倒过程是否有记忆。如不能记起，可能为晕厥或脑血管意外，应立即护送老年人到医院诊治或拨打急救电话。②询问是否有剧烈头痛，观察有无口角歪斜、言语不利、手脚无力等，出现以上表现提示存在脑卒中的可能，此时立即扶起老年人可能加重脑出血或脑缺血，应立即拨打急救电话。③有外伤、出血者，应立即止血、包扎并护送老年人到医院进一步处理。④检查有无提示骨折情形，腰、背部疼痛及大小便失禁等提示腰椎损害情形，如无相关专业知识，不要随便搬动，以免加重病情，应立即拨打急救电话。⑤如老年人试图自行站起，可协助老年人缓慢起立，坐、卧休息并观察，确认无碍后方可离开；如需搬动，应尽量平卧，保证平稳。

3. 提供跌倒后的长期照护　大多数老年人跌倒后伴有不同程度的伤害，往往导致长期卧床。对于此类老年人，需提供长期护理。①根据老年人日常生活活动能力，提供必需的基础护理，满足老年人日常生活需求；②预防压力性损伤、肺部感染、尿路感染等并发症；③指导并协助老年人进行相应的康复训练，促进老年人身心健康的恢复，回归健康生活。

实训5-1　跌倒评估训练

通过本案例的实践与分析，掌握老年人跌倒评估的方法、常用工具的使用，并思考、分析评估中易出现的错误。

案例设计

王奶奶，84岁。患高血压20年，2型糖尿病9年，睡眠障碍4年，有老花眼10余年，视力呈进行性下降，与儿子一家住在一起。某天清晨在小区内的空地上慢跑时，突然眼前发黑，膝部发软，跌倒后被人搀扶回家。儿子劝其暂缓锻炼，要带其去医院检查，但她不听，自认为是营养不足所致。周六王奶奶的家人出门买菜，回家打开门时，发现王奶奶躺在客厅的地板上，呼之可应，但言语含糊，答非所问，地板上有呕吐物，王奶奶左侧上肢和下肢均无力。

请对王奶奶进行跌倒评估。

【实训目的】

1. 学会正确评估老年人跌倒风险的方法。
2. 能够对评估结果进行综合与解读，识别出跌倒高风险人群。
3. 培养学生尊重、关心、爱护老年人的品质。

【实训准备】

1. 环境准备 安排适宜的评估场所。

2. 用物准备 评估工具，可采用老年人跌倒风险评估工具。

3. 操作者准备 衣帽整洁，仪表端庄，复习本节相关内容，掌握老年人信息。

4. 老年人/标准化患者准备 理解跌倒评估的目的与意义，能够准确表达案例情景，主动配合。

【操作流程】

1. 教师介绍跌倒评估目的与要求，示范具体操作步骤，重点介绍老年人跌倒风险评估工具。
2. 学生分成若干小组，每组同学讨论分析案例中老年人跌倒的原因。
3. 以小组为单位，进行跌倒评估练习，重点练习老年人跌倒风险评估工具的询问技巧。
4. 教师指导学生完成评估，收集共性问题。

【实训评价】

实训结束后，学生以小组为单位汇报实施过程中的体会与收获。学生互评、教师点评，并评价共性问题，进行答疑。

【实训作业】

学生独立完成一份老年人跌倒风险评估。

1. 通过评估，确定该老年人是否为跌倒高风险人群，并陈述理由。
2. 明确老年人跌倒的风险因素。
3. 依据评估结果，制订该老年人的跌倒预防指导措施。

第2节 营养不良

案例 5-2

胡爷爷，87岁，入住养老院后，请营养师进行营养评估，结果如下：身高159cm，体重47kg，上臂围25cm，小腿围30cm。胡爷爷近三个月体重下降，但具体不详；牙齿部分脱落，咀嚼功能差；全身皮肤完好，四肢肌肉轻度萎缩，腿脚不利，不能随意外出；有轻度的记忆力减退但精神尚可，近日病情稳定。膳食调查：胡爷爷平日饮食规律，一日三餐能独立完成。每天膳食内容：主食150g，鸡蛋1个，牛奶1杯，动物性食物80g，蔬菜200g，水果50g，油脂15g，其余饮水500ml。因牙齿咀嚼功能差而少食瘦肉类食物，因怕卡刺而忌食禽、鱼肉类，因此平日动物性食物以肥肉为主。

问题：如何对胡爷爷进行饮食评估？

一、概述

（一）定义

营养不良是机体任何一种或多种营养素失衡而引起的一系列症状。老年营养不良是指在老年人群中，能量、蛋白质和其他营养物质缺乏或过量引起组织、器官在形态、构成及功能方面的不良反应，包括营养不足和营养过度。

（二）临床表现

1. 体重下降和逐渐消瘦　是营养不良的主要临床表现之一，也是一项易察觉、易监测的指标。

2. 肌肉力量减弱　老年人自觉乏力感是老年人营养不良的常见临床表现。不同于体重下降，肌力减弱往往不易察觉，且不易量化，常常被忽视。

3. 活动能力下降　老年人活动耐量、活动范围下降，精神萎靡、皮疹、感觉减弱、皮肤干燥等都是营养不良的隐匿表现。

4. 特殊表现　老年人微量营养素缺乏可引起特殊表现。如眼睛干涩，皮肤干燥、脱屑，表明体内缺乏维生素A；鼻颊两侧发红易脱皮，指甲上出现白点说明体内缺锌；牙龈出血说明缺乏维生素C；口角发红、唇部开裂、脱皮说明缺乏B族维生素和维生素C；指甲缺乏光泽、变薄、脆而易折断，头发干燥易断、脱发或拔发时无痛感，说明体内缺乏蛋白质、必需脂肪酸、微量元素铁和锌等。

二、营养不良筛查与评估

（一）筛查与评估工具

1. 微型营养评价量表简表　一种专门为老年人设计的简单快速的营养风险筛查工具，包括7个问题，每个问题得分在0～3分，总分为14分，根据得分，将患者分为营养良好（12～14分）、营养不良风险（8～11分）和营养不良（≤7分）三种状态（表5-2）。

表5-2　微型营养评价量表简表（MNA-SF）

指标	0分	1分	2分	3分	评分
食欲及食物摄入	严重减少	减少	没有减少	—	
体重减少	＞3kg	不知道	1～3kg	无	
活动能力	卧床或轮椅	能下床但不能外出	能外出活动	—	
近三个月心理压力或急性疾病	有	—	无	—	
精神状况	重度痴呆或抑郁症	轻度痴呆	没有	—	
体重指数（kg/m^2）	＜19	19～21	21～23	＞23	
小腿围（cm）	＜31	—	—	＞31	

注：不能获得体重指数时，用小腿围替代。

2. 营养风险筛查量表　包括疾病严重程度评分、营养状态受损评分和年龄评分三部分，其中，疾病严重程度评分中，1分即由于慢性疾病的并发症入院，非卧床，蛋白质需求轻度增加，但可通过强化膳食或口服营养补充满足；2分，由于疾病，大手术或感染，患者卧床，蛋白质需求增加，但仍可通过人工营养满足；3分，接受呼吸机支持、血管活性药物等治疗的重症患者，蛋白质需求明显增加，且无法通过人工营养满足，但营养支持可以减缓蛋白质分解及氮消耗。此量表能预测营养不良的风险，前瞻性地动态判断患者营养状态变化，及时反馈患者的营养状况，并为调整营养支持方案提供证据（表5-3）。

表5-3 营养风险筛查2002（NRS 2002）

第一部分 初步筛查			
		是	否
1	体重指数（BMI）＜20.5kg/m²吗		
2	过去三个月内体重下降了吗		
3	上周饮食摄入减少了吗		
4	病情是否严重（如在重症监护室）		

是：如果其中一个问题回答“是”，则完成第二部分中的筛查项目

否：如果所有问题都回答“否”，则每周重复筛查1次

第二部分 最终筛查		
疾病严重程度评分（取最高分）	分数	若“是”请打钩
●正常营养状态	0	
●一般恶性肿瘤、髋部骨折、长期血液透析、糖尿病、慢性疾病（如肝硬化、慢性阻塞性肺疾病）	1	
●血液恶性肿瘤、重症肺炎、腹部大型手术、脑卒中	2	
●重症颅脑损伤、骨髓移植、重症监护、急性生理与慢性健康评分（APACHE Ⅱ）＞10分	3	
营养状态受损评分（取最高分）	分数	若“是”请打钩
●正常营养状态	0	
●3个月内体重减轻＞5%或最近1个星期进食量减少＞25%	1	
●2个月内体重减轻＞5%或BMI18.5～20.5kg/m²或最近1个星期进食量减少＞50%	2	
●1个月内体重减轻＞5%或BMI＜18.5kg/m²及一般情况差或最近1个星期进食量减少＞75%	3	
年龄评分		
●年龄≥70岁，在总分基础上加1分		

营养风险筛查总分=疾病严重程度评分＋营养状态受损评分＋年龄评分

处理：

总分≥3分：患者存在营养风险，需营养支持治疗

总分＜3分：若患者将接受重大手术，则每周重新评估其营养状况

3. 主动营养筛查量表 20世纪90年代由美国膳食协会编制，主要关注有明确营养风险的老年人并改善其营养状况，用于提高老年人对自身营养状况的认识并促进常规营养筛查。

（二）营养评估

通过营养筛查发现老年人存在营养不良或营养风险，应进一步进行营养评估。营养评估是对老年人的营养、代谢状况及机体功能等进行全面的检查和评估。在确立营养诊断后考虑老年人对营养支持治疗的适应证和可能的不良反应，其目的在于制订个体化的营养干预与管理计划。目前全球对于营养评估的具体评价方法或流程尚未达成一致，但评估内容相对统一，涉及的内容包括人体测量（A，anthropometry）、生化指标（B，biochemistry）、临床评估（C，clinical evaluation）、膳食调查（D，dietary）、环境评估（E，environment），即“ABCDE”评估法（表5-4）。

表5-4 营养评估的主要内容

评估项目	主要内容
A.人体测量	1.身高、体重、BMI、近期体重变化 2.腹围、小腿围、臂围 3.皮褶厚度 4.人体成分分析

续表

评估项目	主要内容
B.生化指标	1.血常规：血红蛋白、白细胞计数、淋巴细胞计数 2.肝功能：前白蛋白、白蛋白、胆红素、转氨酶 3.肾功能：肌酐、尿素氮 4.视黄醇结合蛋白、转铁蛋白 5.炎症标志物：C反应蛋白 6.血电解质：钠、钾、磷、镁、钙 7.微量营养素：水溶性维生素、脂溶性维生素、微量元素
C.临床评估	1.年龄、性别 2.基础疾病：恶性肿瘤、感染、消化系统疾病、糖尿病、甲状腺疾病、精神心理疾病 3.体格检查：水肿、皮肤、毛发、口腔、牙齿、视觉、肌力、神经反射 4.功能评估：ADL、步速、握力、认知状态 5.药物：可能造成口感、味觉改变，恶心，吸收障碍等药物不良反应
D.膳食调查	1.近期进食量的变化 2.长期偏爱的饮食模式、分量、烹饪方法，以及所采取的食物和饮料的类型 3.过敏或不耐受食物
E环境评估	1.教育水平或学习能力 2.家庭支持及家庭环境 3.个人财务/经济状况

常用的人体测量方法如下。

1. 体重　测定必须保持时间、衣着、姿势等方面的一致。老年人应选晨起空腹，排空大小便后测定。

2. 体重指数（BMI）　BMI=体重（kg）/[身高（m）]^2。BMI是评估营养状态很重要的指标，老年人适宜的BMI范围为20.0～26.9kg/m^2。

3. 上臂围　是上臂横截面周长，一般测量上肢自然下垂时，在上臂肱二头肌最粗处的水平围长。

4. 小腿围　被测者两腿开立同肩宽，小腿最粗壮处横截面周长，测量单位为cm，精确到小数点后一位，测量误差不得超过0.5cm。对于卧床昏迷的患者，卷起裤腿，露出小腿仰卧位，膝关节弯曲90°，测量最宽的部位，记录值需要精确到0.1cm，重复测量三次，取平均值，误差应在0.5cm内（图5-2）。

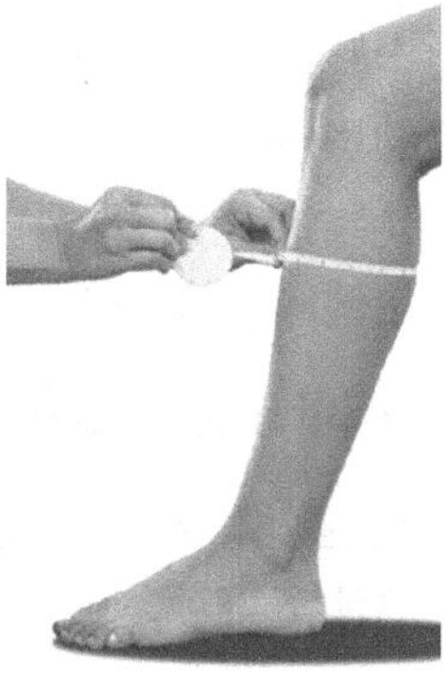

图5-2　小腿围测量方法

5. 腹围　站立位，取腹部最突出的部位，使用软尺紧贴身体测量腹部一圈的长度。

三、老年人营养管理

（一）食物品种丰富，合理搭配

老年人更加需要注意丰富食物品种，主要可以从如下方面着手。

1. 主食品种多样化　除常吃的米饭、馒头、花卷等主食外，还可以选小米、玉米、荞麦、燕麦等各种杂粮谷物，此外土豆、红薯也可作为主食。

2. 努力做到餐餐有蔬菜　不同品种的蔬菜所含营养成分差异较大，老年人应该尽可能换着吃不同种类的蔬菜，特别注意多选深色叶菜，如油菜、青菜、菠菜、紫甘蓝等。

3. 蔬菜不可代替水果　水果中某些维生素及微量元素的含量与新鲜蔬菜不同，且水果含有的果糖、果酸、果胶等物质比蔬菜丰富，因此不应用蔬菜替代水果。

4. 摄入丰富的动物性食物 动物性食物富含优质蛋白质，微量营养素的吸收、利用率高，有利于减少老年人贫血、延缓肌肉衰减的发生。摄入总量应争取达到平均每日120～150g，并应选择不同种类的动物性食物，其中鱼40～50g，畜禽肉40～50g，蛋类40～50g。各餐都应有一定量的动物性食物，食用畜肉时，尽量选择瘦肉，少吃肥肉。

5. 增加奶类和豆类食物摄入 奶类是一种营养成分丰富，容易消化吸收的食物，建议老年人尝试选择适合自己身体状况的奶制品，如鲜奶、酸奶、老年人奶粉等，并坚持长期食用。推荐的食用量是每日300～400ml牛奶或蛋白质含量相当的奶制品。大豆制品口感细软、品种多样，备受老年人的喜爱。可以食用豆腐、豆腐干、豆皮、豆腐脑及豆浆等不同形式的豆制品，以保证摄入充足的大豆类制品，达到平均每天相当于15g大豆的推荐水平。

（二）营造良好就餐氛围

老年人不再是经济社会活动的主体，特别是空巢、独居的老年人，很容易发展为离群索居的状态。老年人需要认识到这些可能出现的问题，调整心态，主动参与家庭、社会活动。制作和分享食物已成为改善、调整心理状态的重要途径，有利于帮助保持积极、乐观的情绪。家人、亲友应劝导、鼓励老年人一同挑选、制作、品尝、评论食物，使其对生活有新认识，感受到来自家人、亲友的关心与支持，保持良好的精神状态。

（三）增进食欲

老年人身体功能的衰退，特别是味觉、嗅觉、视觉敏感度的下降可明显降低老年人的食欲，这些情况极易导致营养不良的发生。照护人员应该采取积极措施避免营养不良的发生。首先，应鼓励老年人积极参加群体活动，排除厌倦，保持乐观的情绪；其次，在确保安全的前提下，适度增加身体活动量，增强身体对营养的需求，提升食欲；最后，采取不同的烹调方式，丰富食物的色泽、风味，增加食物本身的吸引力。需要注意的是，避免在健康宣传教育方面出现偏失，如夸大了食物中某些成分对健康的影响，致使部分老年人将某些食物当作治疗疾病的药物，将另一些食物视为健康的大敌，但忘却了食物的基础营养作用和在愉悦身心、维持良好情绪方面的积极作用。因此，应科学宣传食物在维护生命健康方面的作用。

实训5-2 营养不良评估训练

通过本案例的实践与分析，掌握老年人营养不良评估的方法、常用工具的使用，并思考、分析评估中的注意事项。

案例设计

王奶奶，77岁，退休工人，一年前因心脏病住院，目前在家休养，身体情况如下：身高159cm，体重47kg；牙齿部分脱落，咀嚼功能差；全身皮肤完好，四肢肌肉轻度萎缩，腿脚不利，不能随意外出；有轻度的记忆力减退但精神尚可。王奶奶平日饮食规律，一日三餐能独立完成。因牙齿咀嚼功能差而少食瘦肉类食物，因怕卡刺而忌食禽、鱼肉类。另因疾病原因长期服用三种或以上药物。

请对王奶奶进行营养不良评估。

【实训目的】

1. 学会正确评估老年人营养不良的风险。
2. 能够对营养评估结果进行综合与解读。
3. 培养学生尊重、关心、爱护老年人的品质。

【实训准备】

1. 环境准备 安排适宜的评估场所。

2. 用物准备 评估工具，可采用微型营养评价量表简表；评估中涉及的物品，如体重秤、皮尺等。

3. 操作者准备 衣帽整洁，仪表端庄，复习营养评估相关内容，熟悉测量工具的使用方法，掌握老年人疾病信息。

4. 老年人/标准化患者准备 理解营养评估的目的与意义，主动配合。

【操作流程】

1. 教师介绍营养评估的目的与要求，讲解并示范营养评估的内容，重点强调微型营养评价量表简表中易出现的问题。

2. 学生分成若干小组，练习营养评估方法，共同探讨营养评估的最终得分。

3. 学生开展对标准化患者询问情景和结果的再现。

4. 教师巡回指导学生完成营养评估，收集共性问题。

【实训评价】

实训结束后，学生以小组为单位汇报营养评估的体会与困难。学生互评、教师点评，并评价共性问题，进行答疑。

【实训作业】

学生独立完成一份对于老年人的营养不良评估。

1. 通过评估，判定该老年人是否存在营养不良。

2. 明确造成营养不良的原因。

3. 依据评估结果，拟定照护营养不良老年人的观察指标及饮食指导。

第3节 衰 弱

案例 5-3

王爷爷，退休公务员。经体检无慢性病，血糖、血压、血脂均正常，颈动脉超声可见血管壁很光滑、无斑块。可是退休这10年里，他体力逐渐减退。自从退休后，他的生活就没有了重心。住院前这一年，体重莫名其妙减少了5kg，睡眠质量不佳，总感觉乏力，轻微的家务活也不想干。自己和家人都很重视，住院做了检查，筛查肿瘤、内分泌代谢指标，什么问题也没有发现。从实验室和影像学检查结果来看，称得上“很健康”。

问题：如何对王爷爷进行衰弱评估?

一、概述

（一）定义

衰弱是指一组由机体退行性改变和多种慢性疾病引起的机体易损性增加的老年综合征。其核心是老年人生理储备减少或多系统异常，外界较小刺激即可引起负性临床事件的发生。与青壮年的亚健康状态不同，老年衰弱是一系列慢性疾病、一次急性事件或严重疾病的后果。高龄、跌倒、疼痛、营养不良、肌少症、多病共存、多重用药、活动功能下降、睡眠障碍，以及焦虑、抑郁等均与衰弱相关。部分老年人虽然无特异性疾病，但出现疲劳、无力和消瘦，也归于衰弱综合征范畴。

（二）影响因素

1. 遗传因素 研究发现，衰弱与细胞衰老、DNA修复功能障碍、氧化应激水平升高、端粒缩短、基因表达改变等有关。

2. 生长发育 衰弱涉及生理、心理、器官功能、营养状态及社会支持系统等领域。机体成熟前的生长发育是机体各脏器功能增长蓄积期。生长发育期的营养供给、体力活动（劳动、体育锻炼）等都与老年期衰弱密切相关。

3. 增龄 衰弱的患病率与年龄有着密切的关系，无论在单因素分析还是多变量分析中，年龄和衰弱患病率均相关。年轻者较易恢复至相对健康状态，这种能力随年龄的增加而降低。

4. 共病 是衰弱的重要危险因素之一，心血管系统疾病和血管异常与衰弱发病率有独立相关性。

5. 营养不良和摄入营养素不足 营养不良是衰弱发生和发展的重要生物学机制。营养不良的主要表现是日常能量摄入不足。有研究发现营养评分较差和摄入营养素少于三种（蛋白质、维生素A、维生素C、维生素E、钙、叶酸和锌）的老年人，衰弱发生率明显增加。

6. 人口学特征和生活方式 有研究发现女性、健康自评差、受教育少和经济状况较差的人群中，衰弱患病率较高。多重用药在老年人中较为普遍，也可能是导致衰弱的一个重要因素。衰弱还受职业、社会地位及婚姻状况等的影响，未婚、独居均可增加衰弱的发生。

7. 精神心理因素 老年人的精神心理状态与衰弱密切相关，如老年人存在焦虑、抑郁心境可明显增加衰弱的发生率。

（三）临床表现

1. 非特异性表现 疲劳、无法解释的体重下降和反复感染等。

2. 跌倒 平衡功能及步态受损，既是跌倒的重要危险因素，也是衰弱的主要特征。衰弱状态下，即使轻度疾病也会导致肢体平衡功能受损，不足以维持步态的完整性。当视力、平衡和力量与环境变化不一致时，老年人会自发性跌倒。反复自发跌倒和惧怕跌倒与机体活动能力受损有关。

3. 谵妄 衰弱老年人多伴有脑功能下降，应激时可导致脑功能障碍加剧而出现谵妄。

4. 波动性失能 患者可出现功能状态的急剧变化，常常表现为功能独立和需要人照顾交替出现。

二、衰弱筛查与评估

（一）目标人群

衰弱目标人群的识别十分重要，推荐应对所有70岁及以上人群或最近1年内，非刻意节食情况下出现体重下降（≥5%）的人群进行衰弱的筛查和评估。

（二）评估工具

方法有Fried衰弱综合征标准、衰弱指数和FRAIL量表。衰弱指数评估项目多，需要专业人员进行评估；FRAIL量表较为简易，可能更适合进行快速筛查。

1. Fried衰弱综合征标准 也称Fried衰弱表型。①不明原因体重下降；②疲乏；③握力下降；④行走速度下降；⑤躯体活动降低（体力活动下降）。具有1条或2条的状态为衰弱前期，满足5条中3条或以上的为衰弱综合征，而无以上5条人群为无衰弱的健壮老年人，见表5-5。

表5-5 Fried衰弱综合征标准

评估内容		男性	女性
1	体重下降	过去1年中，意外出现体重下降＞4.5kg或＞5.0%体重	
2	行走时间（4.57m）	身高≤173cm：≥7s 身高＞173cm：≥6s	身高≤159cm：≥7s 身高＞159cm：≥6s
3	握力（kg）	BMI≤24.0kg/m^2：≤29 BMI 24.1～26.0kg/m^2：≤30 BMI 26.1～28.0kg/m^2：≤30 BMI＞28.0kg/m^2：≤32	BMI≤23.0kg/m^2：≤17 BMI 23.1～26.0kg/m^2：≤17.3 BMI 26.1～29.0kg/m^2：≤18 BMI＞29.0kg/m^2：≤21

续表

	评估内容	男性	女性
4	体力活动（MLTA）	＜383kcal/周（约散步2.5h）	＜270kcal/周（约散步2h）
5	疲乏	CES-D的任一问题得分2～3分 您过去的1周内以下现象发生了几天 （1）我感觉我做每一件事都需要经过努力 （2）我不能向前行走 0分：＜1天；1分：1～2天；2分：3～4天；3分：＞4天	

注：BMI，体重指数；MLTA，明尼苏达休闲时间活动问卷；CES-D，流行病学调查用抑郁自评量表；散步60min约消耗150kcal能量。

2. 衰弱指数 指个体在某一个时点潜在的不健康测量指标占所有测量指标的比例，其选取的变量包括躯体、功能、心理及社会等多维健康变量。目前变量的数量无统一标准，实际应用中，通常为30～70个。如老年人综合评估包含约60项潜在的健康缺陷。在此情况下，无任何健康缺陷老年人的衰弱指数评分为0/60=0。同理，假设患者有24项健康缺陷，其衰弱指数评分则为24/60=0.4。通常认为，衰弱指数≥0.25提示该老年人衰弱；衰弱指数＜0.12为无衰弱老年人；衰弱指数0.12～＜0.25为衰弱前期。

3. FRAIL量表 国际老年营养学会提出FRAIL量表，其包括5项：①疲乏；②阻力增加/耐力减退：上一层楼梯即感困难；③自由活动下降：不能行走1个街区；④多种疾病共存：≥5个；⑤体重下降：1年内体重下降＞5.0%。判断衰弱的方法与Fried衰弱综合征标准相同，这种评估方法较为简易，可能更适合进行快速筛查，见表5-6。

表5-6 FRAIL量表

序号	条目	询问方式
1	疲乏	过去4周内大部分时间或者所有时间感到疲乏
2	阻力增加/耐力减退	在不用任何辅助工具及不用他人帮助的情况下，中途不休息爬1层楼梯有困难
3	自由活动下降	在不用任何辅助工具及不用他人帮助的情况下，走完100m较困难
4	多种疾病共存	有5种以上如下疾病：高血压、糖尿病、冠心病、脑卒中、恶性肿瘤（皮肤微小肿瘤除外）、充血性心力衰竭、哮喘、关节炎、慢性肺病、肾脏疾病等
5	体重下降	1年或者更短时间内出现体重下降＞5%

注：具备以上5条中3条及以上考虑为衰弱；1～2条为衰弱前期；0条为无衰弱健壮老年人。

三、衰弱的预防与管理

1. 运动锻炼 是提高老年人生活质量和功能的最有效方法。阻抗运动与有氧耐力运动是预防及治疗衰弱状态的有效措施。衰弱老年人运动应根据个人兴趣、训练条件和目的选择运动强度、频率、方式和运动时间。

2. 营养干预 能改善衰弱老年人的营养不良与体重下降，降低病死率。补充蛋白质特别是富含亮氨酸的必需氨基酸混合物可以增加肌容量进而改善衰弱状态。健康成人每天每千克体重需要蛋白质0.8g，衰弱患者合并肌少症时需要1.20g/（kg·d），应激状态时需要1.30g/（kg·d）。

3. 共病和多重用药管理 老年人存在的共病是衰弱的潜在因素，如抑郁、心力衰竭、肾衰竭、认知功能受损等。衰弱的预防和治疗应积极管理老年人现患共病，尤其重视处理可逆转疾病。评估衰弱老年人用药合理性并及时纠正不恰当用药，建议临床根据比尔斯（Beers）标准，老年人不适当处方筛查工具（screening tool of older persons' prescriptions，STOPP）即STOPP标准，老年人处方遗漏筛查工具（screening tool to alert to right treatment，START）即START标准评估衰弱老年人的用药情况，减少不合理用药，对改善衰弱具有效果。

4. 多学科团队合作的医疗护理模式 以患者为中心，强调多学科团队合作，包括老年科医生、护理人员、临床药师、康复治疗师、营养师、其他专科医生和社会工作者对衰弱老年人行老年综合评估和管理，并强调个体化，尊重老年人意愿、保持老年人自己的价值观。不同群体衰弱老年人的干预模式侧重点不相同。

（1）社区老年人 可进行基于老年综合评估的综合干预，通过减少护理需求及跌倒，减少入住医疗机构风险及其他负性临床事件发生。

（2）入住护理机构和住院老年人 采用针对性的康复训练改善患者的步行能力，减少活动受限。衰弱的住院患者应入住老年专科病房，由老年专科医生对其进行综合评估及干预。

（3）老年综合评估管理单元和老年人急性期快速恢复病房 采取个体化护理、营养支持、制订康复及出院计划等，降低衰弱老年人再次入住医疗机构的概率，减少住院费用、降低出院及1年后功能下降程度。

5. 减少医疗伤害 很多有创检查和治疗常导致衰弱老年人发生并发症，增加老年人家庭负担并损害其生活质量。因此，对中、重度衰弱老年人应该详细、全面评估，避免过度医疗行为。

实训5-3 衰弱评估训练

通过本案例的实践与分析，掌握老年人衰弱评估的方法、常用工具的使用，并思考、分析评估中易出现的错误。

案例设计

刘爷爷，78岁，年轻时爱运动，喜欢研究美食，做饭炒菜，还有养鸟养鱼的爱好。近6个月以来，刘爷爷对外界的声音极为敏感，晚上睡不着觉，体重也莫名其妙下降约5kg（占原体重的6%），白天无精打采，总感到乏力，不想运动，家务活也不想干。刘爷爷心里有点打鼓，不会是得了什么病吧？于是刘爷爷去医院做了一系列检查，结果均正常。

请对刘爷爷进行衰弱评估。

【实训目的】

1. 学会正确使用Fried衰弱综合征标准评估老年人衰弱状况。
2. 能够对评估结果进行综合与解读。
3. 培养学生尊重、关爱老年人的品质，并注意保护老年人安全。

【实训准备】

1. 环境准备 安排适宜的评估场所。

2. 用物准备 评估工具可采用Fried衰弱综合征标准，评估所涉及的物品（如握力器、秒表等）。

3. 操作者准备 衣帽整洁，仪表端庄，复习本节相关内容，掌握老年人疾病信息。

4. 老年人/标准化患者准备 理解衰弱评估的目的与意义，能够理解并表达案例情景，主动配合。

【操作流程】

1. 教师介绍衰弱评估实践的目的与要求，示范具体操作步骤，重点讲解Fried衰弱综合征标准。
2. 学生分成若干小组，每组同学相互（或对标准化患者）开展评估。过程中注意正确测量握力及步速。
3. 教师巡回指导学生完成衰弱评估，并收集共性问题。

【实训评价】

实训结束后，学生以小组为单位汇报实施过程中的体会与收获。学生互评、教师点评，并评价共性问题，进行答疑。

【实训作业】

学生独立完成一份对于老年人的衰弱评估。

1. 通过评估，确定该老年人是否存在衰弱。

2. 明确衰弱的分级。

3. 依据评估结果，拟定照护衰弱老年人的观察内容，并制订健康指导计划。

第4节 肌 少 症

案例 5-4

范奶奶，78岁，近1月来肢体乏力，精神差，近期体力活动明显减少，不愿外出散步、购物。食欲下降，比平时食量减少一半，3个月体重下降近3kg。

问题：1. 案例中的老年人是否患有肌少症？评估人员如何进行评估？

2. 如何对肌少症老年人实施预防及管理？

一、概述

（一）定义

肌少症（sarcopenia）是指与增龄相关的骨骼肌质量和肌肉力量或躯体功能下降，多见于老年人，又称肌肉衰减综合征、肌肉减少症、少肌症。肌少症起病隐匿，但会引起机体功能障碍，增加老年人跌倒、失能和死亡风险，严重损害老年人的生活质量和健康，并造成严重的医疗与照护负担。

（二）病因

除了增龄造成的改变，多种原因都可以引起肌肉量丢失。根据病因，肌少症可分为原发性肌少症和继发性肌少症两大类。

1. 原发性肌少症 多与增龄相关，如增龄导致的性激素水平下降、线粒体功能减退、运动神经元丢失、卫星细胞功能障碍等。

2. 继发性肌少症 除年龄外，其他因素也可导致肌少症。包括运动相关因素，如长期卧床、久坐等；营养相关因素，如能量或蛋白质摄入不足、消化吸收障碍、营养素丢失等；与内分泌改变有关的因素，如胰岛素抵抗、甲状腺功能异常等；疾病相关因素，如心、肺、肝、肾、脑等器官的进行性功能衰竭、炎症性疾病、恶性肿瘤等。

（三）临床表现

由于肌少症的临床表现不典型，轻症难以发现，一旦出现临床症状者，通常肌肉质量下降及功能减退较为明显。肌少症可表现为虚弱、容易跌倒、行走困难、步态缓慢、四肢纤细和无力等，故在老年人群中进行肌少症筛查、教育及针对性的预防具有重要意义。

链 接 肌少症的亚型

肌少症的亚型分为急性和慢性肌少症。肌少症持续＜6个月为急性肌少症，与急性疾病或损伤有关；病程≥6个月被认为是慢性肌少症，与慢性和进行性疾病有关，可增加死亡风险。对两者进行区分是为了强调对肌少症风险者定期评估的必要性，以确定其病情发展或恶化的速度。评估结果有望促进早期的治疗干预，以预防或延迟肌少症进展和不良结局的发生。

二、肌少症筛查与评估

（一）肌少症的筛查

1. 筛查对象 所有60岁及以上的社区老年人在社区医疗机构进行简便的“筛查—评估—诊断—干预”肌少症诊疗路径。在大型综合医院或专科医院，医疗人员在评估和诊断老年人肌少症的同时，应进一步评估分析可能导致肌少症的疾病，并对已明确诊断为肌少症的老年人进行不良事件的风险评估，包括衰弱、跌倒、失能风险等，以尽早预防肌少症不良事件的发生。

2. 筛查方法 肌少症发病较隐匿，可因体重和脂肪质量的增加而被掩盖。国外学者通过研发简单易用的评估工具，来实现对肌少症的早期识别。

（1）自我筛查方式 简易5项评分问卷（SARC-F）[力量S（strength）、步行协助A（assistance in walking）、座椅起立R（rise from a chair）、爬楼梯C（climb stairs）、跌倒F（fall）调查问卷]是一种被广泛使用的肌少症自我筛查工具，该量表包含5项评估内容，每项2分，共计10分，总分≥4分提示肌少症发生风险增加。该量表可较准确识别躯体功能受损，且对老年人再住院、跌倒、骨折等不良临床结局的发生具有预测价值。并且，其可用于排除非肌少症人群，以减少对部分人群不必要的检查。EWGSOP共识中也建议将该量表作为临床筛查及评估肌少症的工具。简易5项评分问卷见表5-7。

表5-7 简易5项评分问卷

项目	询问问题	得分
力量	您提起并携带4.5kg重的物品有困难吗	无困难计0分；有些困难计1分；很困难或不能计2分
步行协助	您在房间内步行有困难吗	无困难计0分；有些困难计1分；很困难，使用辅助手段或不能计2分
座椅起立	您从座椅或床上起立有困难吗	无困难计0分；有些困难计1分；很困难，或必须靠协助才能计2分
爬楼梯	您爬10阶的楼梯有困难吗	无困难计0分；有些困难计1分；很困难或不能计2分
跌倒	在过去的1年中，您跌倒过几次	没有跌倒计0分；1～3次计1分；4次或更多计2分

采用简易5项评分问卷进行肌少症筛查，经筛查确认为潜在肌少症的患者需要接受进一步的肌量、肌力及其他身体活动检测，以确诊和评估肌少症的严重程度。

SARC-F联合小腿围（SARC-CalF）中添加了小腿围作为一项评估参数，得分范围0～20分，评分≥11分为筛查阳性。SARC-CalF敏感度高，因此更推荐使用小腿围或SARC-CalF进行肌少症的自我筛查。

（2）石井（Ishii） 评分是由日本学者Ishii等研发，用于评估个体患有肌少症的概率。包括三项变量：年龄、握力和小腿围，通过该三项变量推导出性别特异的肌少症概率计算公式，通过公式计算出个体患有肌少症的概率，分值越高，患肌少症的概率越高。具体公式为：男性得分=0.62×（年龄-64）-3.09×（握力-50）-4.64×（小腿围-42）；女性得分=0.8×（年龄-64）-5.09×（握力-34）-3.28×（小腿围-42），男性总分低于105分，女性总分低于120分可判断为肌少症高危人群。

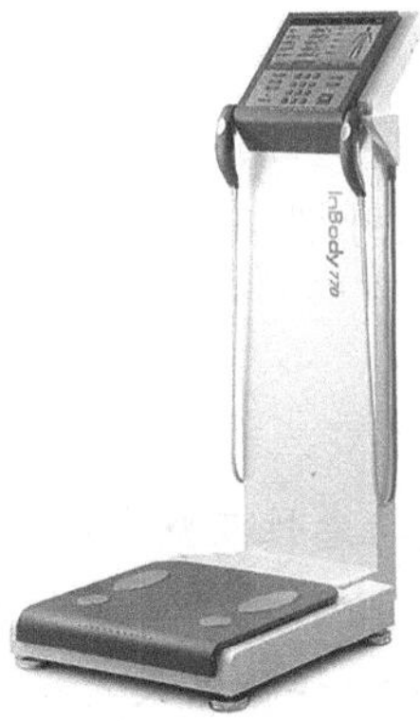

图5-3 生物电阻抗体成分分析仪

（二）肌少症的评估

肌少症的评估一般包含肌肉量、肌肉力量、肌肉质量及躯体功能的测量。其中肌肉质量作为一个新的概念，目前尚无公认的评估标准。

1. 肌肉量 四肢骨骼肌量是肌肉量评价的重要指标。双能X线吸收法是目前广泛使用测量四肢骨骼肌量的金标准，可根据实际情况选择MRI、CT或生物电阻抗体成分分析测量（图5-3，图5-4）。肌量减少判定的阈值定为低于健康年轻成人平均值2个标准差，但也有不同的判断标准。亚洲肌少症工作组（AWGS）标准将经身高调整的四肢骨骼肌量（四肢骨骼肌量/身高^2）诊断阈值定为：男性≤7.0kg/m^2、女性≤5.4kg/m^2。

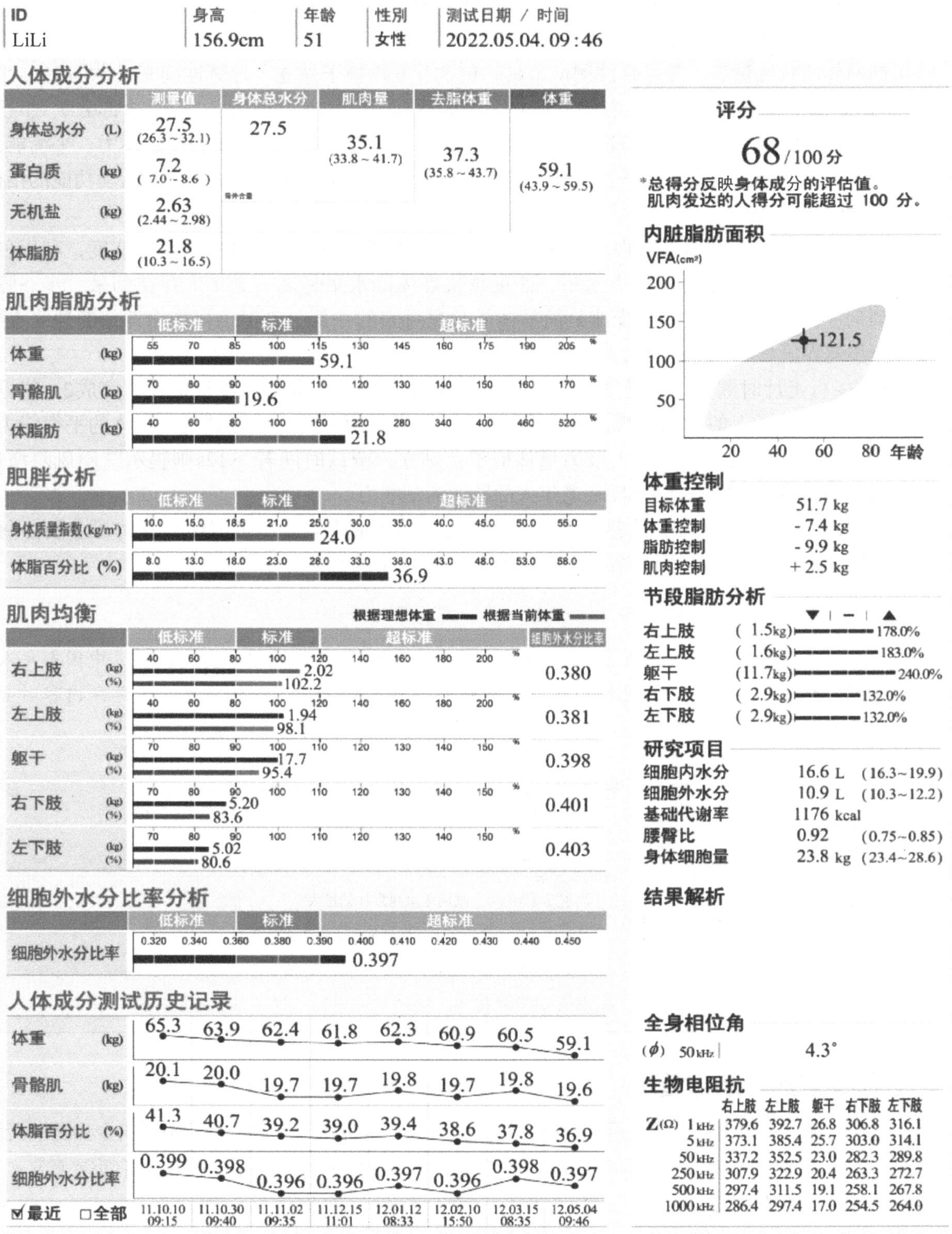

图5-4 生物电阻抗体成分分析报告

2. 肌肉力量 上肢握力是简易可行的评估肌肉力量的常用指标。推荐使用液压式握力器，取坐位，90°屈肘测量握力；使用弹簧式握力器，取站立位，伸肘测量握力，如果老年人不能独立站立，则选用坐位测量。推荐测量方案是用双手或惯用手，分别用最大力量等距收缩，至少测试2次，选取最大读数。AWGS肌少症握力诊断界值：男性握力＜28kg，女性握力＜18kg。

3. 躯体功能 常用评估方法有简易体能状况量表、日常步速、起立-行走计时测试、400米步行测试等，通过体能测试评估肌少症的严重程度。

（1）简易体能状况量表 是综合性测试工具，包含重复性椅子站立（计算连续完成5组起立-坐下时间）、平衡测试（包含10s双脚左-右侧方站立、半前后脚站立、前后脚站立测试3个部分）、步行测试（以常规步行速度通过4m距离的时间）3个部分，来评估老年人步态、力量强度、耐力、平衡能力。总分12分，得分≤9分代表体能低下。简易体能状况量表评分可作为评估受试者日常活动功能的指标，也适用于科学研究和临床实践。

（2）日常步速 是指个体以常规步行速度通过4m的测试区域，计算其平均步行速度，利用秒表或电子计时器测量。反映个体的体力水平，速度越快者体能水平越高。老年人存在痴呆、步态障碍或平衡障碍时不能测定。虽然日常步速是简易体能状况量表的一部分，但仍可作为评估的独立参数。AWGS推荐步速界值≤1.0m/s作为肌少症指标。

（3）起立-行走计时测试 测量受试者从高度约46cm的座椅上起立，以日常步速完成3m往返步行，最后重新坐回椅子上的时间。测量至少重复2次，记录最短时间。该测试反映个体的平衡能力和步行能力。测试时受试者不能借助上肢力量从椅子上站立，测试时间若＞12s则提示跌倒风险增加，≥20s则为体能水平低下。测试结果反映老年人的肢体活动能力。

（4）400米步行测试 评估受试者步行的能力和耐力，要求受试者尽可能快完成20圈步行，每圈20m，测试期间允许休息2次。测试结果：未完成或≥6min完成为步行能力差。

链 接 肌少症相关不良风险评估

肌少症与诸多健康问题相关，互为因果。2021年中华医学会老年医学分会发布的《中国老年人肌少症诊疗专家共识（2021）》对常见的与肌少症相关的不良风险进行了评估推荐，该部分内容对全面评估肌少症具有重要意义（表5-8）。

表5-8 老年人肌少症相关不良风险及其评估方式

不良风险	评估方式
衰弱	生理衰弱评估量表、衰弱指数量表、临床衰弱量表
跌倒	莫尔斯（Morse）跌倒危险因素评估量表
失能	日常生活能力量表、工具性日常生活活动能力量表
认知功能下降	简易精神状态检查量表、蒙特利尔认知评估量表
抑郁	老年人抑郁量表

三、肌少症的预防与管理

肌少症严重损害老年人的生活质量和健康，给社会造成沉重负担。因此，早期识别肌少症高危人群，早期干预，提高公众对肌少症不良结局的认识，对提高老年人的生活质量和预期寿命，具有重要意义。

（一）养成良好的生活方式

老年人尽早改变吸烟、喝酒、久坐不动等不良生活方式，并积极治疗与肌少症相关的基础疾病，以预防肌少症发生。

（二）积极营养管理

对所有肌少症和可能患肌少症的老年人进行营养风险筛查，给予积极营养干预。首先，给予足量蛋白质的补充。对有营养不良或营养风险的肌少症老年人应根据情况给予口服补充营养制剂。对非肌少症老年人建议每天摄入1.0～1.2g/kg蛋白质以预防肌少症；对于明确诊断肌少症的老年人建议每天蛋白质摄入量达到1.2～1.5g/kg；而对合并严重营养不良的肌少症老年人每天蛋白质摄入则需要＞1.5g/kg；最好选择优质蛋白（如牛奶、鱼肉、鸡蛋等），需平均分配于每日三餐中。其次，维生素D缺乏与肌少症密切相关，当血清25-羟维生素D_3低于正常值时应补充维生素D。最后，应鼓励老年人增加深色蔬菜、水果及豆类的摄入，适当补充维生素C、维生素E、类胡萝卜素等膳食补充剂；同时避免盲目减肥、限制蛋白质摄入或控制饮食等增加肌少症风险的行为。老年人应保持体重的稳定，推荐每天能量供应25～35kcal/kg，避免体重过重、过低。

（三）科学运动

提倡老年人坚持适宜的体力活动，如行走、打太极拳等，避免因长期卧床、术后绝对静养等引起或加重肌少症。老年人应坚持有氧运动，并根据自身状况进行抗阻运动，以有效改善肌肉质量和躯体功能，上肢抗阻运动见图5-5，下肢抗阻运动见图5-6。对合并慢性疾病的老年人需在基础疾病控制稳定后制订个体化的运动处方，以避免不适当运动造成不良后果。

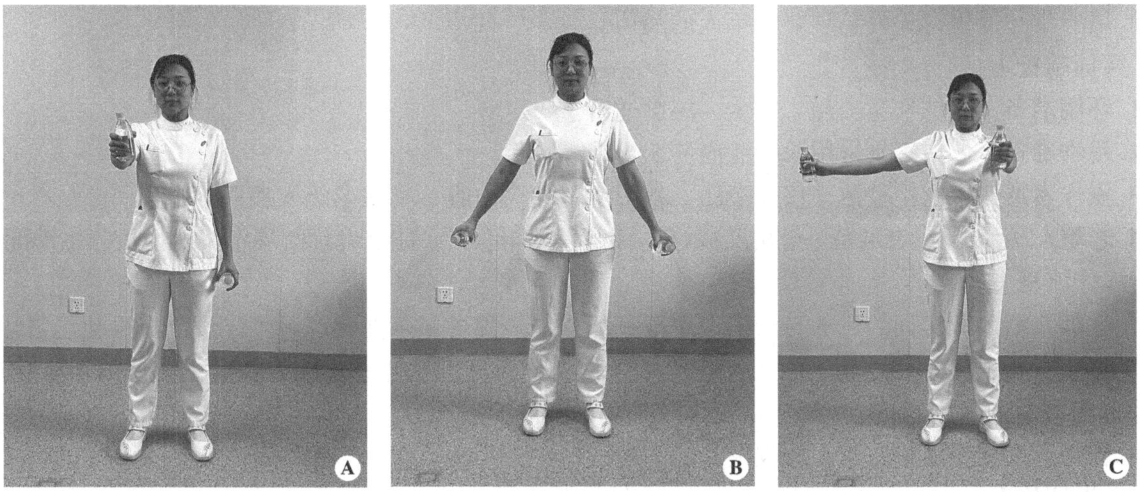

图5-5　上肢抗阻运动

A.双臂向前，进行交替前举平；B.双臂同时向侧方抬高；C.保持前平举，并交替进行向两侧外展

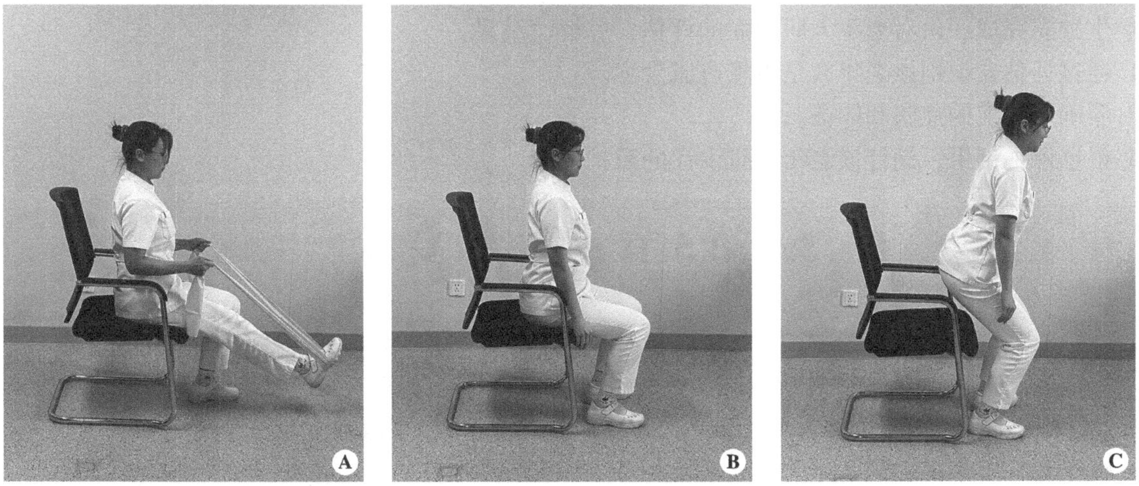

图5-6　下肢抗阻运动

A.身体坐直，抓握弹力带，调整位置，进行伸腿练习；B.身体坐直；C.重复起坐动作，速度不宜过快

实训5-4 肌少症评估训练

通过本案例的实践与分析，掌握肌少症评估的方法，思考并分析老年人是否患有肌少症，操作时注意评估的要点。

案例设计

李爷爷，79岁。1年前开始出现双下肢无力，感觉上楼费劲；半年前出现手提重物费力，体重下降。在当地医院诊断为“多发性腔隙性脑梗死”，治疗半个月好转后出院，入住养老机构。此后，长期卧病在床，不愿意下地活动，体力越发下降。每天需使用助行器上厕所；从椅子上或床上起来都需要协助；爬楼梯非常困难。去年在家里跌倒过1次。

请对李爷爷进行肌少症评估。

【实训目的】

1. 学会正确评估老年人肌少症的方法。
2. 能对评估结果进行判断与解读。
3. 培养学生尊重、关爱、理解老年人的品质。

【实训准备】

1. 环境准备 评估环境安静、安全、温度适宜。

2. 用物准备 评估工具采用肌少症简易5项评分问卷。

3. 操作者准备 衣帽整洁，仪表端庄。复习本节相关内容，掌握老年人疾病信息。

4. 老年人/标准化患者准备 理解肌少症的评估目的与意义，能准确理解展示案例情景，主动配合。

【操作流程】

1. 教师介绍本次实训的目的与要求，示范具体操作步骤，如条件允许可预先设立标准化患者。
2. 学生分成若干评估小组，每组同学互相评估，或对标准化患者实施评估。重点练习肌少症简易5项评分问卷的询问技巧。
3. 教师巡回指导学生完成，并收集共性问题。

【实训评价】

实训结束后，学生以小组为单位汇报实施过程中的体会与收获。教师点评，评价共性问题并解答。

【实训作业】

学生独立完成一份对老年人肌少症的评估，并解读结果。

1. 通过评估，识别该老年人是否患有肌少症。
2. 明确肌少症的症状和体征。
3. 根据评估结果，制订该老年人肌少症的照护方案。

第5节 谵　妄

案例5-5

王奶奶，94岁。近日白天精神淡漠，睡觉多，夜间情绪烦躁不安、胡言乱语，对时间、地点定向力障碍，并吵闹诉说有外人伤她，不愿意待在房间。第二天护理员询问王奶奶夜里发生的事情，王奶奶总说不记得。

问题： 1. 案例中的老年人是否发生了谵妄？护理人员如何进行评估？

2. 如何预防谵妄发生？谵妄的激越行为如何处理？

一、概述

（一）定义

谵妄是急性或亚急性起病的注意障碍（即指向、聚焦、维持和转移注意的能力减弱）和意识障碍（即对环境的定向力减弱），在1天内症状常出现波动，并伴有其他认知障碍（如记忆、语言、视空间功能或感知觉障碍等），可影响睡眠觉醒周期。其病因常为非精神行为障碍类疾病、物质或某种药物中毒或戒断。

（二）危险因素

谵妄的发生常由多种因素引起，包括易患因素和触发因素。

1. 易患因素　高龄、认知障碍、衰弱、药物/乙醇依赖、听力或视力障碍、患多种躯体疾病等是常见易患因素。其中认知障碍影响最明显，认知障碍程度越重，谵妄风险越高。

2. 触发因素　包括脑部疾病、其他系统疾病、环境因素及药物因素。

（1）脑部疾病　包括脑外伤、脑卒中、硬膜下血肿、癫痫等。

（2）其他系统疾病　包括呼吸系统疾病、营养代谢疾病、心血管疾病、感染、便秘、泌尿系统疾病，以及有创操作、骨折、手术和麻醉、中毒或戒断、疼痛等。

（3）环境因素　如噪声、活动受限、环境改变、情感打击等。

（4）药物因素　包括阿片类药物、苯二氮䓬类药物、抗精神病药物、抗帕金森病药物等。

（三）临床表现

1. 认知障碍

（1）意识改变　嗜睡、昏睡、易激惹、坐立不安、来回踱步、打骂他人等。

（2）感知功能异常　幻觉、错觉、妄想等。

2. 睡眠-觉醒周期障碍　常表现为白昼颠倒，白天睡眠过多夜晚觉醒。

3. 精神运动障碍

（1）精神症状　恐惧、冷漠、愤怒、抑郁等。

（2）神经症状　面色潮红、心动过速、出汗多、大小便失禁等症状呈现急性、波动性变化，部分症状持续时间短。

链接　谵妄的临床亚型分类

（1）活动亢进型　是最容易被发现的一种类型，表现为高度警觉、烦躁不安、易激惹，可有幻觉和妄想，有攻击性精神行为等。

（2）活动抑制型　表现为睡眠增多、表情淡漠、语速与动作缓慢。

（3）混合型谵妄　上述两种谵妄类型交替出现，反复波动。

（4）亚综合征型　其表现仅符合部分谵妄诊断标准，常被忽视。

（5）迁延型或持续型谵妄　较少见，多见于既往患有认知功能障碍的老年人，或谵妄继发于颅内新发病变者。

二、谵妄筛查与评估

（一）谵妄的筛查

谵妄是常见且严重的老年综合征，为了快速识别，提高谵妄诊断准确度，常使用量表进行谵妄筛查。

1. 认知功能的评估　常用的认知功能量表有简易精神状态检查量表、蒙特利尔认知评估量表、画钟试验等，详见本书第3章第1节认知功能评估。

2. 意识模糊评估量表（CAM） 目前使用最广泛、最有效的谵妄筛查工具，改良版根据美国《精神障碍诊断与统计手册》（第3版）进行修订。CAM针对谵妄4个特征分别对应4个问题条目：①急性发病和精神状态波动性变化；②注意力集中困难；③思维混乱；④意识状态改变（表5-9）。诊断时必须满足①和②这2条，且至少满足③或④其中的1条，可判断为谵妄。该工具具有较高敏感度（94%～100%）和特异度（90%～95%）。在采用该量表进行调查前，需进行认知功能和注意力评估，如3个单词记忆力测验、简易精神状态检查、数字广度测验，以了解老年人短时记忆力和注意力。

表5-9 意识模糊评估量表

特征	表现	结果
1.急性发病和精神状态波动性变化	与患者基础水平相比，是否有证据表明存在精神状态的急性变化；在1天中老年人的（异常）行为是否存在波动性（症状时有时无或时轻时重）	□是□否
2.注意力集中困难	患者注意力是否难以集中，如注意力容易被分散或不能跟上正在谈论的话题	□是□否
3.思维混乱	患者的思维是否混乱或者不连贯，如谈话主题分散或与谈话内容无关，思维不清晰或不合逻辑，或毫无征兆地从一个话题突然转到另一个话题	□是□否
4.意识状态改变	患者当前的意识水平是否存在异常，如过度警觉（对环境刺激过度敏感、易惊吓）、嗜睡（瞌睡、易叫醒）或昏睡（不易叫醒）	□是□否

应用该量表进行评估时，需注意以下事项。

（1）急性发病和精神状态波动性变化 老年人的精神状态（注意力、定向力、认知功能）是否较基础水平发生急性变化，如新出现精神状态异常或者突然恶化。例如，照护者会反映老年人近两天出现昏睡，或者语无伦次，而几天前均正常；或老年人突然短期记忆力下降，定向力障碍，突然烦躁容易激惹。

（2）注意力集中困难 表现为注意力涣散，需频繁重复问题（排除听力障碍的原因）；无法进行视线接触和交流；出现持续言语；盯着电视出神；数字广度测验等其他注意力检查结果阳性。

（3）思维混乱 例如，调查者询问老年人“需要扶你坐起来吗”，老年人回答“昨天下雨了”（对话不切题）；调查者问“您的体重是多少”，老年人回答“体重？到哪儿去开会？我要打出租车”（思维无逻辑）。评估时需注意：老年人必须能够进行言语沟通或者具有书写能力才能进行此项评估，老年人仅表现为语言含糊不清，说错或说反语不能视为思维混乱。

（4）意识状态改变 意识状态分为清晰、过度警觉、嗜睡（易叫醒）、昏睡（不易叫醒）、昏迷（不能叫醒）5级。清晰是正常意识状态，其余4项均为意识状态异常。过度警觉表现为易被任何声音或触摸惊吓，眼睛睁大，神经质，过度警觉；嗜睡为谈话中反复打瞌睡；评估过程中难以保持清醒，但可通过声音或触摸唤醒；昏睡时唤醒困难，需用力摇晃和（或）反复呼喊；昏迷者不能被唤醒。评估时需注意评估者要有耐心，提出问题后需等待片刻，给予老年人思考的时间，还需注意区分老年人是疲倦还是确实存在嗜睡及昏睡的情况。

3. 常用注意力测试方法

（1）数字广度测验——顺背或倒背数字，正背5个或倒背4个为正常。

（2）正数及倒数星期一到星期天，1月到12月。

（3）听到某个字母举手。

（4）给老年人看图片，要求记忆并且回忆。

（5）100减7。

注意力测试时需注意以下要点。①首先排除听力障碍。②对于刚唤醒的老年人不宜评估，待其清醒后方可进行。③注意与意识水平评估鉴别，昏睡的老年人可以在唤醒期间注意力正常。

（二）谵妄的评估

1. 身体状况

（1）病史　收集病史，向家属、照护者和目击者询问老年人意识障碍发生、进展速度，以了解老年人躯体和精神状况，包括服药史、服用违禁药物及饮酒史、个性、家庭社会关系等。

（2）体格检查　常规体格检查及神经系统检查。

（3）既往躯体及精神病史　可参考既往病历资料。

（4）用药史　影响老年人精神状况的药物及药物调整。

2. 精神状况　包括病史和认知检查，如画钟试验、数字广度测验等。

3. 实验室检查　包括血生化检查、血常规、心电图、胸部X线检查、血气分析和尿常规。

4. 其他检查　怀疑由相关疾病引发谵妄时，可进行相应检查，包括尿培养、药敏试验、尿药检、特殊血液检查（如重金属、抗核抗体、叶酸、维生素B_{12}等）、血培养、血药浓度、腰穿、脑CT或MRI、脑电图等。

三、谵妄的预防与管理

（一）谵妄的预防

谵妄预防要求纠正诱因、针对危险因素、并强调多学科团队干预的非药物性预防方案。英国国家卫生与临床优化研究所指南提出针对以下10条危险因素的综合性预防措施，见表5-10。强调预先评估，根据危险因素制订个体化的预防措施。

表5-10　谵妄综合预防措施

相关危险因素	干预措施
认知功能和定向力	提供明亮的室内环境，提供钟表、挂历，钟表和日期的数字要求为大号字体。反复介绍环境和人员，如这里是哪里，你是谁，主管医护人员是谁。鼓励进行益智活动，如打牌、下棋及拼图等；鼓励亲属和朋友探访，维持愉快的心情和社会交流
脱水和便秘	鼓励多饮水，如果饮水量不能保证，考虑静脉输液；如有心力衰竭、肾功能不全需限制入量者，考虑保持出入量平衡，并请相关专科会诊；鼓励进食蔬菜、水果等高纤维素食物，定时排便
低氧血症	及时评估低氧血症的情况。监测血氧浓度，及时处理，保证氧饱和度＞90%
活动受限	鼓励术后尽早下床活动；对不能行走的老年人提供步行器；鼓励在床上进行被动运动
感染	及时诊断和治疗感染。避免不必要的插管（如尿管等），严格执行感染防控措施（如手卫生等）
多重用药	在临床药师的参与下，评估是否存在不合理用药；如存在多重用药问题，减少用药种类；避免使用引起谵妄症状加重的药物（如哌替啶、抗精神病药物、苯二氮䓬类药物等）
疼痛	正确评估疼痛水平，对不能进行语言沟通的老年人要通过身体姿势、表情等进行评估；对任何怀疑有疼痛者均要采取措施镇痛，避免治疗不足或者过度治疗
营养不良	在营养师的参与下改善营养不良；检查义齿是否正常
听觉和视觉障碍	解决任何可逆转的听觉和视觉障碍（如清除耳道耵聍）；提供助听器或者老花镜；检查助听器和眼镜是否处于正常状态
睡眠障碍	尽量避免在夜间睡眠时进行医疗护理活动（测血压、测体温等）；调整夜间给药时间避免干扰睡眠；降低走廊噪声

（二）谵妄的非药物管理

由于谵妄病因复杂，治疗时强调针对病因的综合治疗措施，优先考虑非药物治疗。谵妄的治疗方案为治疗潜在疾病，明确病因，针对病因进行综合治疗，并强调多学科干预，医护团队和家属共同参与治疗。目前所有的证据均提示，谵妄的治疗效果远远不如预防效果。一旦发生谵妄，老年人很难逆转不良预后，因此，早期发现、早期治疗，甚至在未发生谵妄时进行有效的预防，是医护人员最明智的选择。

（三）激越行为的照护

1. 安全管理 加强巡视观察，防止老年人出现幻觉和被害妄想时发生伤人和自伤等暴力行为。将刀、剪子、绳子等有伤害性的物品置于不易拿取处。照顾者、护理员尽量避免佩戴项链、耳环等物品，以防拉扯受伤。还应注意尽量减少采取保护性约束器具束缚老年人，以避免加重谵妄发生及持续时间（图5-7）。

2. 转移注意 操作时，如老年人有拒绝或过激行为，应转移注意力，避免激惹。如在输液时要求拔除导管，可将老年人静脉侧肢体用衣袖或床单遮挡，并在另一边建立一个假静脉通路，转移其注意力。

3. 包容 对有敌对倾向及易冲动者，护理员要保持耐心、冷静、不歧视，及时给予引导；对易激惹者，充分理解和支持，与其建立合作关系。

4. 勿激惹 谵妄老年人表现出烦躁，经常会在床上翻动、要求离床、要回家、要见家人等，这时照护者不应与其对抗，要接受其行为。当不停翻动且有坠床危险时，可将床垫置于地面，以防止坠床（图5-8）；当谵妄老年人要求强行下床时，不要强行阻止进而激惹老年人，应陪同保护，防止意外事件发生。

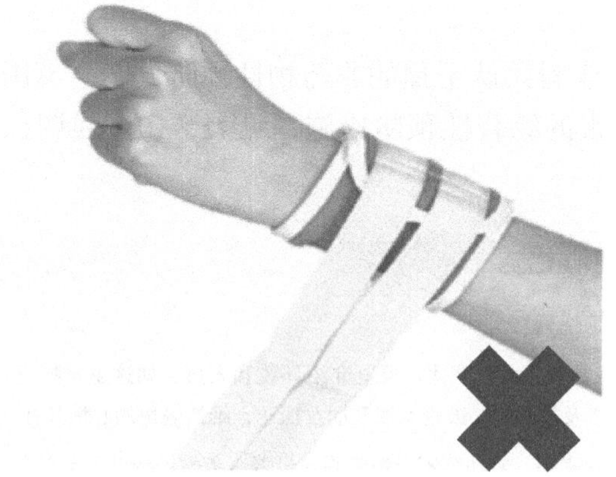

图5-7 禁止约束

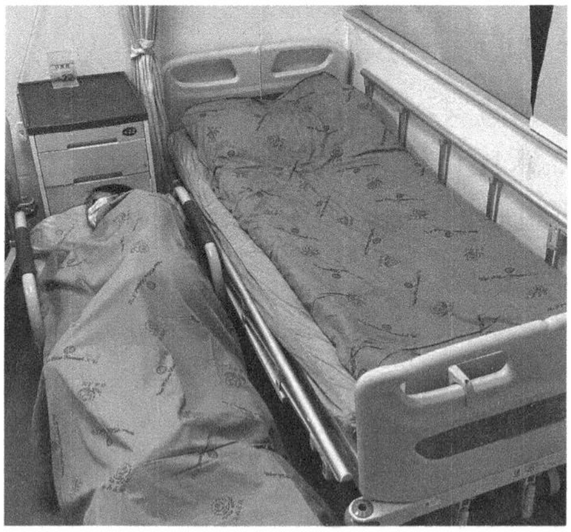

图5-8 防止坠床措施

链 接 激越行为照护原则

对激越行为的谵妄老年人，提倡一种创新性照护模式——TADA（tolerant，anticipate，do not agitate）原则，即容忍、预测、勿激惹。

（1）容忍 保持冷静、静静观察、动作轻柔。

（2）预测 预测可能情况、提前采取措施。

（3）勿激惹 不要试图去纠正、不要问记忆问题、不要过多肢体接触。

第6节 吞咽障碍

案例 5-6

王爷爷，85岁。6个月前发生脑梗死，左侧肢体运动障碍。5天前出现反复咳嗽咳痰，神志清楚，进食及饮水时有呛咳，偶有液体从鼻孔流出，食物不能向咽部移动，时常食物及唾液滞留于口腔，且吐词不清。

问题： 1. 案例中的老年人发生了什么？评估人员如何进行评估？

2. 对吞咽障碍的老年人如何预防与管理？

一、概述

（一）定义

吞咽障碍是由于下颌、双唇、舌、软腭、咽喉、食管等器官结构和（或）功能受损，不能安全有效地把食物送到胃内的过程。广义的吞咽障碍包含认知和精神心理等方面问题引起的行为异常导致的吞咽和进食问题，即摄食-吞咽障碍（图5-9）。

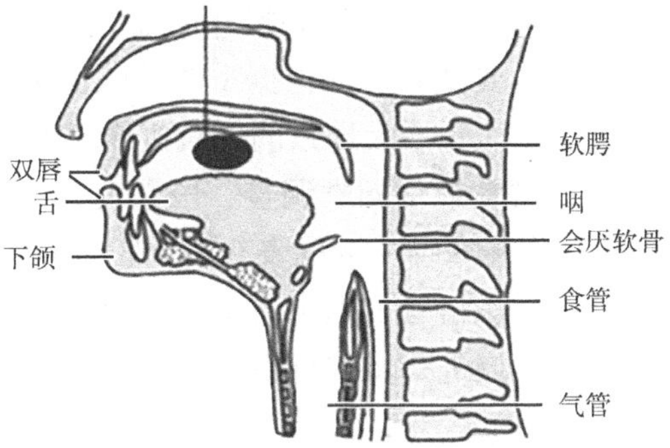

图5-9　吞咽相关器官结构

（二）病因

导致老年人吞咽障碍的原因包括器质性因素和功能性因素。

1. 器质性吞咽障碍　是指吞咽器官相关的解剖结构异常改变，引发进食通道异常出现的吞咽问题。主要是由于口、咽、喉、食管等解剖结构异常，如吞咽通道及邻近器官的炎症、肿瘤、外伤等。

2. 功能性吞咽障碍　是指参与进食活动的吞咽肌暂时失去神经控制而出现吞咽肌群、骨骼肌运动不协调导致的吞咽问题。常见于中枢神经系统疾病、脑神经病变、神经肌肉疾病、年老体弱、痴呆等。

（三）临床表现

1. 吞咽时

（1）饮水时出现呛咳，严重时少量饮水即可出现呛咳。

（2）进食时常有食物堵塞感，感觉喉咙有块状物，或食物黏着于食管内，有异物感。

（3）常有流涎、鼻反流。

2. 吞咽后

（1）进食后常有声音嘶哑、浑浊，发声湿润低沉等。

（2）可在进食后突发咳嗽、呼吸困难、气喘，严重时出现颜面发绀等表现。

（3）进食后常有食物残留在舌面上或口腔缝隙中。

3. 其他表现　部分吞咽障碍的老年人可表现为食欲减退、营养不良、体重下降、抵抗力下降、原因不明的发热或吸入性肺炎。

二、吞咽障碍筛查与评估

（一）吞咽障碍的筛查

筛查可以初步了解老年人是否存在吞咽障碍及障碍的程度。对高龄老年人、脑卒中患者、帕金森病患者、有吞咽困难及误吸史者等高风险人群，均需在第一次进餐时开展常规的吞咽障碍风险筛查。

1. 改良洼田饮水试验　该方法操作简单，有利于老年人评估的安全性。试验要求测试者意识清楚并能按指令完成试验。评估操作前注意健康史采集（神志状况、平日饮水吞咽情况、进食方式等），判断是否适合采用该方法进行评估。评估时老年人需取端坐位，单次分别喝下1ml、3ml、5ml水，如无问题，再喝下30ml水，观察老年人喝30ml水有无呛咳、吞咽次数及时间并进行评级。改良洼田饮水试验见表5-11。

表5-11　改良洼田饮水试验

分级	评定标准	分级	评定标准
Ⅰ级	能够5s内1次喝完30ml水，无呛咳	Ⅳ级	饮水时间＞5s，且需2次以上喝完，有呛咳
Ⅱ级	饮水时间＞5s或分2次以上喝完，无呛咳	Ⅴ级	饮水时间＞10s，且呛咳不断，难以全部喝完
Ⅲ级	能够5s内1次喝完，但有呛咳		

注：正常：Ⅰ级，5s之内；可疑：Ⅱ级，5s以上；异常：Ⅲ、Ⅳ、Ⅴ级。

改良洼田饮水试验操作时需注意：指导老年人饮水时，不告知是在测试，以免紧张，影响结果；喂水剂量要准确，并根据平时呛咳情况决定饮水方法，以免引起不适或误吸；操作时注意监测血氧饱和度，以防止误吸导致的低氧血症；如有发热应暂缓评估。

2. 进食评估问卷调查 该量表有10项吞咽障碍相关问题。每项评分分为5个等级，0分为无障碍，4分为严重障碍。该量表有助于识别误吸的征兆、隐性误吸及异常吞咽体征。与饮水试验合用，可提高筛查的敏感性和特异性。若该评估问卷总评分≥3分，提示老年人在吞咽效率和安全方面可能存在问题，建议进一步进行吞咽检查和（或）治疗（表5-12）。

表5-12 进食评估问卷

条目	得分				
	无障碍	轻度障碍	中度障碍	重度障碍	严重障碍
1. 我的吞咽问题已经使我体重减轻	0	1	2	3	4
2. 我的吞咽问题影响到我在外就餐	0	1	2	3	4
3. 吞咽液体费力	0	1	2	3	4
4. 吞咽固体费力	0	1	2	3	4
5. 吞咽药片（丸）费力	0	1	2	3	4
6. 吞咽有疼痛	0	1	2	3	4
7. 我的吞咽问题影响到我享用食物的快感	0	1	2	3	4
8. 我吞咽时有食物卡在喉咙的感觉	0	1	2	3	4
9. 我吃东西有时会咳嗽	0	1	2	3	4
10. 我吞咽时感到紧张	0	1	2	3	4

（二）吞咽障碍评估

吞咽障碍评估包括全面的病史评估、口颜面功能和喉部功能评估、进食评估和仪器评估四个部分。

1. 全面的病史评估

（1）询问吞咽相关病史 老年人主诉、病史、服药史、疾病转归、医疗程序等一般情况评估。

（2）主观评估 老年人的精神状态、合作度、认知、沟通能力、营养状况、呼吸功能、口腔卫生、一般运动能力评估。

2. 口颜面功能和喉部功能评估 口颜面活动范围、咀嚼肌力量、感觉敏感度、吞咽相关反射功能、音质音量变化、主动咳嗽等方面。

3. 进食评估 进食不同食物的状况，进行容积-黏度测试。

（1）床旁进食评估（容积-黏度测试） 容积-黏度测试主要用于吞咽障碍安全性和有效性风险评估，帮助老年人选择摄取液体量最合适的容积和稠度。测试时选择容量分为少量（5ml）、中量（10ml）、多量（20ml），稠度分为低稠度（水样）、中稠度（浓糊状）、高稠度（布丁状），按照不同组合，完整测试共需9口进食，观察老年人吞咽情况，根据安全性和有效性指标判断进食有无风险。

（2）适应证与禁忌证 评估前应考虑被评估者是否具有气道保护能力，是否有足够体力和耐力完成进食评估。注意力良好、合作、无呼吸问题或身体不适，在体格检查中有喉上抬的老年人比较适合做进食评估；气管切开者评估前应备吸痰装置。有呼吸道问题、精神状况下降和不合作者不建议做此项评估。

（3）容积-黏度测试方法及注意事项 ①观察老年人是否保持坐位，进食时躯干能否保持平衡，姿势的调整是否对进食有影响。②选择浓稠度居中的食物开始测试，依次喂食5、10、20ml。③喂食后评估老年人张口是否正常、食物入口顺畅性、是否有食物漏出等。注意老年人有无吞咽失用、能否集中注意力、能否执行指令。④进食前后要求老年人说话或发声，观察口腔内有无食团残留及残留量。⑤观察吞咽反射是否启动，食团是否抵达胃部，有无咽部残留、呛咳情况。⑥测试过程中使用听诊器放在颈部，可通过吞咽声音来辅助判断是否有误吸；使用血氧饱和度监测是否缺氧。⑦观察唾液分泌量是否正常；食物是否成团；进食后痰液是否增多、咳出痰液是否有食物。及时清除分泌物，可减少吸入性肺炎的发生。

4. 仪器检测　吞咽造影检查和软式喉内镜吞咽功能检查是确定吞咽障碍的重要手段，应用这些设备能更直观、准确地评估吞咽情况。

三、吞咽障碍的预防与管理

（一）积极治疗原发病及伴随症状

积极治疗吞咽障碍相关疾病，对原发疾病、营养不良及肺部感染等并发症的治疗是改善吞咽功能的重要前提。

（二）吞咽康复

早期实施吞咽康复训练与治疗，口腔感觉训练、口腔运动训练、气道保护方法、低频电刺激、生物反馈训练、球囊扩张术、针刺治疗等方法均可在一定程度上改善吞咽功能。图5-10展示了吞咽康复训练的方法。

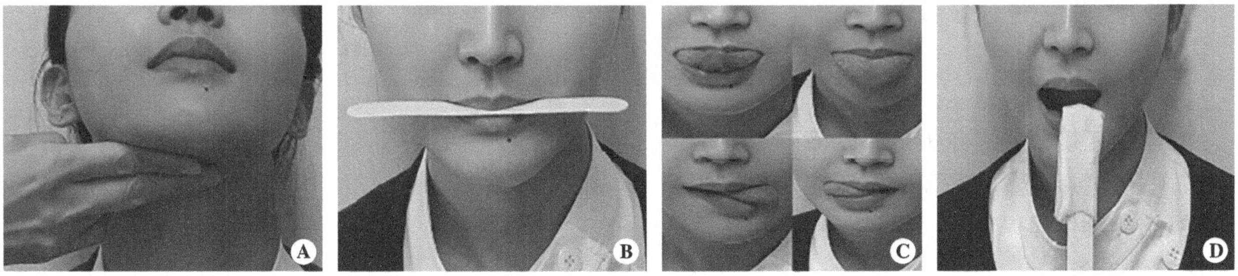

图5-10　吞咽康复训练

A. 门德尔松手法；B. 唇部训练；C. 舌部训练；D. 咽部冷刺激

（三）饮食安全管理

照护人员应根据老年人进食与饮水情况制订吞咽障碍干预措施。

1. 适宜的进食体位　坐位进食，身体稍前倾，卧床老年人可抬高床头30°进食，进食后保持坐位或半坐卧位30min以上（图5-11）。

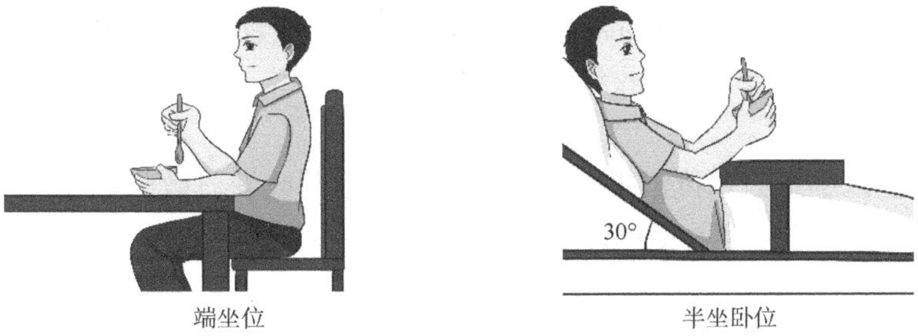

图5-11　进餐体位

2. 选择合适的饮食　包括食物的黏稠度、饮食结构、每餐量或饮水量等，以确保安全的营养摄入。

3. 协助进食能力下降者进食　认知障碍或脑卒中等老年人进食较慢，协助进食时不可催促，鼓励少食多餐、细嚼慢咽。不能自己进食者，喂食前检查确认食物和液体饮食性状，根据其耐受情况决定喂食的量和速度。有认知障碍者鼓励张口及吞咽，勺子轻压舌头、嘴唇接触食物、液体和固体食物交替进食等方法可提高其依从性。

4. 营养策略 首选肠内营养，选择经口进食或经胃（肠）管进食。当肠内营养不能满足需求或有禁忌证，给予部分或全肠外营养，由专业营养师参与制订方案。

5. 进食环境 保持进食环境安静，让老年人注意力集中。未清醒者给予适当刺激以保持觉醒状态下进食。

（四）口腔护理

鼓励老年人每天口腔清洁3～5次。经口进食者每餐后温水漱口。佩戴假牙者应做好假牙的清洁与消毒。老年人应养成早、晚刷牙的习惯，定期进行牙科检查。

实训5-5 吞咽障碍评估训练

通过案例实践，掌握老年人吞咽障碍的评估方法，思考引发老年人吞咽障碍的原因，操作时注意评估的操作要点。

案例设计

张奶奶，89岁。半年前出现记忆力减退、食欲下降，诊断为脑梗死。5天前不明原因出现乏力、嗜睡，目前神志清楚，吐词欠清，饮水、进食均呛咳明显，口腔总有食物残留。

请对张奶奶进行吞咽障碍评估。

【实训目的】

1. 学会正确评估老年人的吞咽障碍。
2. 明确老年人吞咽障碍的临床症状和体征。
3. 培养学生懂得尊重、保护老年人的品质。

【实训准备】

1. 环境准备 评估环境安静、安全、温度适宜。

2. 用物准备 改良洼田饮水试验评估量表、评估量表中涉及的物品。

3. 操作者准备 衣帽整洁，仪表端庄。复习本节相关内容，掌握量表评估内容及老年人疾病信息。

4. 老年人/标准化患者准备 理解吞咽障碍评估的目的与意义，能准确理解展示案例情景，主动配合。

【操作流程】

1. 教师介绍本次实践的目的与要求，应用标准化患者示范操作步骤。
2. 学生分成若干小组，每组同学对标准化患者开展评估。注意评估过程中老年人的吞咽安全问题。
3. 教师巡回指导学生完成评估，并收集共性问题。

【实训评价】

实训结束后，学生以小组为单位汇报评估过程中的体会与收获。教师点评，评价共性问题，并对操作难点进行指导分析，使学生容易掌握。

【实训作业】

学生独立完成一份对老年人吞咽障碍的评估，并解读结果。

1. 通过评估判断该老年人吞咽障碍的程度。
2. 明确该老年人发生吞咽障碍的原因。
3. 根据评估结果，拟定该老年人吞咽障碍的干预策略。

第7节 尿 失 禁

案例 5-7

张奶奶，72岁。近十年来，咳嗽、打喷嚏、大笑、走路、提重物时存在不自主漏尿，近两年该症状有所加重，甚至在床上翻身也不自主地出现尿液流出。

问题：1. 对案例中的老年人应进行哪方面的评估？

2. 评估人员在评估过程中应注意哪些要点？

一、概述

（一）尿失禁的定义

尿失禁指尿液不能自主控制而流出。国际尿控协会认为，尿失禁是一种给患者及照护人员带来社会及卫生问题的尿液非随意流失。尿失禁的发病率随着年龄、残疾及制动的增加而增加，且女性尿失禁的发病率高于男性。

虽然尿失禁对生命无直接威胁，但会造成其身体异味、反复尿路感染、跌倒、骨折、失禁性皮炎等，进一步导致老年人孤僻、抑郁、与社会脱离，严重影响老年人的健康和生活质量。

（二）尿失禁的分型及临床表现

尿失禁，根据临床倾向可分为暂时性尿失禁和持续性尿失禁。其中，持续性尿失禁可分为以下几种类型。

1. 反射性尿失禁 由于脊髓排尿中枢的反射亢进引起逼尿肌收缩或尿道括约肌松弛而发生的尿失禁。尿失禁发生时患者既无排尿欲望也无排尿感觉，多由脊髓上神经元损害及病变造成。常见于认知障碍的老年人。

2. 充溢性尿失禁 又称假性尿失禁，是指膀胱功能完全失代偿，膀胱呈慢性扩张，并且从未完全排空，当膀胱过度充盈后，尿液会不断溢出。夜间多见。各种原因所致的慢性尿潴留均可能出现这种症状。

3. 急迫性尿失禁 严重的尿频、尿急而膀胱不受意识控制就开始排尿，通常继发于膀胱炎、神经源性膀胱及重度膀胱出口梗阻。这类尿失禁可能由膀胱的不随意收缩引起。

4. 压力性尿失禁 当腹内压突然增高（咳嗽、打喷嚏、大笑、运动等）时，尿液不随意地流出。这是由于膀胱和尿道之间正常解剖关系改变，腹内压突然增加时传导至膀胱和尿道的压力不等，膀胱压力增高而没有相应的尿道阻力增加，从而产生漏尿。另外，也与盆底肌肉松弛有关。常见于多次分娩或绝经后的妇女，是阴道前壁和盆底支持组织张力减弱或缺失所致。也见于根治性前列腺切除术的患者，因为此手术可能会损伤尿道外括约肌。这类尿失禁多在直立体位时发生。

5. 混合性尿失禁 多种类型尿失禁同时存在的一类尿失禁。

链 接 压力性尿失禁的症状严重程度分级

一般根据症状的轻重程度分为以下三级。

轻度尿失禁：一般活动及夜间无尿失禁，腹压增加时偶然出现尿失禁，不需佩戴尿垫。

中度尿失禁：当腹压增加或者起立活动时，会出现频繁的尿失禁，需要佩戴尿垫生活。

重度尿失禁：当起立活动或卧位体位变化时就会出现尿失禁。

二、尿失禁筛查与评估

（一）筛查与评估工具

尿失禁症状评估问卷可帮助评估人员进行判断，为选择合适的干预措施提供依据。常用的评估工具如下。

1. 布里斯特女性下尿路症状问卷 能评估出下尿路症状对日常生活等的影响，但条目较多，耗时较长，使用范围局限在尿失禁的研究领域。

2. 女性排尿行为量表 可作为女性排尿行为研究和下尿路症状预防干预的评估工具。由于该量表研制时间较晚，目前国内外该量表的应用尚局限。

3. 排尿日记 是客观测量排尿时间的可靠工具，对于不能描述自己液体摄入及排尿情况的尿失禁者推荐连续记录3～7天排尿日记，包括每次饮水时间、饮水量、排尿时间、尿量、尿失禁时间和伴随症状等，可评估尿失禁者膀胱储存量和排尿功能紊乱程度。详见表5-13。

表5-13 排尿日记

姓名： 日期：

排尿时间/尿量		尿急	漏尿	备注	饮水时间、类型和量
早6：00					
中午12：00					
下午6：00					
午夜12：00					

4. 国际尿失禁咨询委员会尿失禁问卷简表（ICI-Q-SF） 是2004年国际尿控协会强烈推荐的问卷调查表，是以尿失禁者为主导的评估问卷，主要用于评估尿失禁的发生频率、导致尿失禁的原因及对日常生活质量的影响，能真实准确地反映尿失禁症状的严重程度。详见表5-14。

表5-14 国际尿失禁咨询委员会尿失禁问卷表简表（ICI-Q-SF）

评估项目	评估内容	评分
1. 您的出生日期	年 月 日	
2. 性别	□男□女	
3. 您的溢尿次数	从来不溢尿	0
	一周约溢尿1次或经常不到1次	1
	一周溢尿2次或3次	2
	每天约溢尿1次	3
	一天溢尿数次	4
	一直溢尿	5
4. 您的溢尿量通常是多少（不论是否使用防护用品）	不溢尿	0
	少量溢尿	2
	中等量溢尿	4
	大量溢尿	6
5. 溢尿对您日常生活影响程度如何	请在0（表示没有影响）～10（表示很大影响）之间的某个数字做出评分	0～10
6. 什么时候发生溢尿（请在与您情况相符的条目打“√”）	从不溢尿	
	在睡着时溢尿	
	在活动或体育运动时溢尿	
	在没有明显理由的情况下溢尿	
	未能到达厕所就会有尿液漏出	
	在咳嗽或打喷嚏时溢尿	
	在小便完和穿好衣服时溢尿	
	在所有时间内溢尿	

注：1. 患者回忆近4周的症状，填写问卷。

2. 第3～5个问题的得分相加即为总分，总分范围0～21分，分值越高表示症状越重。0分：正常，无症状，不需任何处理；1～7分：轻度尿失禁；8～14分：中度尿失禁；15～21分：重度尿失禁。

3. 第6个项目的8个问题可多选，但不计入总分，目的是帮助进一步确定尿失禁的类型，如老年人咳嗽或打喷嚏时出现溢尿提示为压力性尿失禁等。

（二）评估注意事项

1. 评估环境应保持安静，以免在评估过程中影响老年人的注意力。
2. 避免无关人员在场，注意保护老年人的隐私。
3. 评估时应严格按照指导语进行提问或陈述，以保证评估结果的准确性。
4. 评估过程应注意语速和音量，保证老年人能听清问题。
5. 评估的结果异常提示需要进行更详细、全面的综合评价来判断，不能单独用来诊断疾病。

三、尿失禁的预防与管理

为老年人进行尿失禁评估后，对确有尿失禁者，应明确其尿失禁类型，分清原因，早发现、早处理，最大限度缓解尿失禁症状、减少并发症的发生、提高老年人的日常生活能力和生活质量。

老年人常因行动不便、反应缓慢、年龄相关的下尿路解剖和功能改变及易患影响神经生理完整性的疾病等，是尿失禁的高发人群，但尿失禁并不是正常衰老的一部分。照护人员要有尿失禁的预防理念，广泛宣传，加强科普教育，提高公众意识，增加公众对尿失禁的了解和认识。对于尿失禁患者，还应注意对其进行心理辅导，解除心理压力。

（一）健康指导

1. 运动 调节生活方式，肥胖的老年人宜适度控制体重；坚持做骨盆肌肉训练，减缓老年人由于肌肉松弛导致的尿失禁。

2. 饮水 适当调整饮水时间和量，睡前限制饮水，减少夜尿；避免摄入咖啡、浓茶等具有利尿作用的饮料。

3. 如厕环境 提供良好的如厕环境，尽量安排患者的卧室靠近厕所，必要时提供床旁坐便椅或尿壶。

4. 皮肤管理

（1）观察局部皮肤（如腹股沟、臀部、肛周及褶皱处）的颜色、温度、疼痛程度，有无红斑、感染、破损、渗液等失禁性皮炎或压力性损伤情况，并给予适宜的预防及处理。

（2）避免局部皮肤长期受压，减少对局部皮肤的压力、摩擦力和剪切力。

（3）选择合适的护理用具，如纸尿裤、尿片、尿袋、留置导尿管等。

（4）保持皮肤清洁、干燥，及时清除皮肤刺激物，按需更换衣裤、床单等。

5. 心理支持 注重保护老年人的隐私，与其建立良好的信任关系；同时与家属沟通，取得理解和支持，助力老年人建立良好的社会支持网络。

（二）康复训练

1. 盆底肌训练 通过自主的、反复的盆底肌肉群的收缩和舒张，增强盆底肌张力、改善盆底肌功能，提高尿道稳定性，以预防和治疗尿失禁，提高老年人的生活质量。目前尚无统一的盆底肌训练方法，可参照以下方法实施：持续收缩盆底肌（提肛运动）2～6s，松弛休息2～6s，如此反复10～15次，每天训练3～8次，持续8周或更长时间（图5-12）。

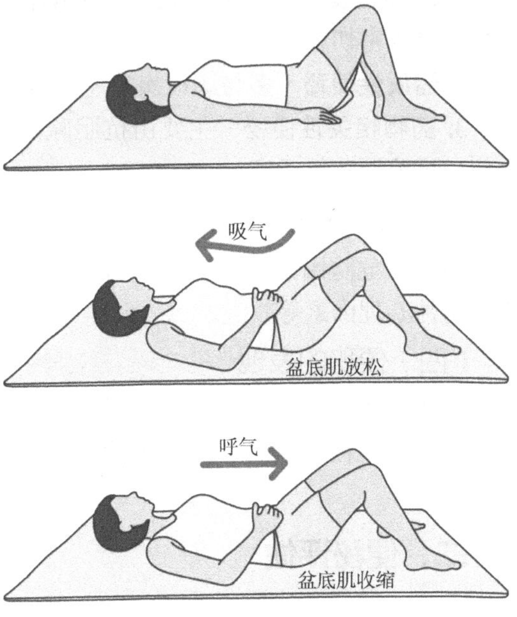

图5-12 盆底肌训练

2. 膀胱训练 主要包括定时排尿和延迟排尿。定时排尿是指在规定的时间间隔内排尿，主要适用于由认知或运动障碍导致尿失禁者，每2～4h排尿1次，尽量在白天定时排尿，减少夜间排尿次数，以消除不良排尿习惯，建立新的条件反射。延迟排尿是指通过训练膀胱主动延长两次排尿间隔时间，达到增加膀胱尿意容量、减少排尿次数、抑制膀胱收缩的目的。

3. 其他康复训练 有些尿失禁的老年人还可以在医院进行更专业的康复训练。如电刺激治疗利用置于阴道和直肠内的电极，有规律地对盆底肌群或神经进行刺激，使盆底肌群得到被动锻炼，以增加控尿能力；磁刺激治疗运用外部磁场进行刺激，改变盆底肌群的活动，强化盆底肌肉的强度和耐力，是一种完全非侵入式的治疗方式，可有效改善尿失禁者的症状。

第8节 便 秘

案例 5-8

王奶奶，73岁。自诉大便干结、排出困难十余年。一周前吃完瓜子后，近7天未解大便，腹胀明显，伴有轻微腹痛。自行使用开塞露后，大便仍未解出，肛门未排气。

问题： 1. 对于案例中的老年人应进行哪方面的评估？评估中的注意事项有哪些？

2. 评估人员在评估过程中应注意哪些要点？

一、概述

（一）便秘的定义与流行病学

便秘是指粪便干燥坚硬，排出困难，排便次数减少的现象。排便困难包括排便费力、排出困难、肛门直肠堵塞感、排便不尽感、排便费时及需手法辅助排便。排便次数减少指每周排便＜3次。慢性便秘的病程应≥6个月。便秘是一种常见的老年综合征，老年人便秘发生率不断上升，严重影响老年人的生活质量及身心健康，同时还增加了老年人肠道肿瘤及认知功能障碍的风险，导致肠梗阻、肛裂等并发症，甚至会引发心脑血管疾病。

（二）便秘的分类与机制

便秘根据病因可分为功能性便秘、器质性便秘和药物相关性便秘。

1. 功能性便秘 是老年人最常见的便秘类型，与老年人饮食因素、生活习惯、运动、排便习惯、精神情绪等密切相关。

2. 器质性便秘 多与肠道疾病、内分泌代谢性疾病、神经系统及肌肉疾病有关。

3. 药物相关性便秘 主要由抗胆碱能药物、阿片类药、钙离子拮抗剂、抗抑郁药、抗组胺药、解痉药、抗惊厥药等诱发。

（三）便秘的危险因素

便秘的危险因素除了疾病、高龄外，还包括经济状况、文化程度、生活方式、饮食习惯、排便习惯和精神心理因素等。

（四）便秘的表现

便秘的主要临床表现为排便次数减少、粪便干硬、排便费力、排便费时、排便时肛门直肠梗阻或堵塞感、排便不尽感、需要手法辅助排便等。粪便形态可参考布里斯托尔（Bristol）粪便形态分型（图5-13）。

二、便秘评估

（一）评估工具

常用评估工具有罗马Ⅳ标准和韦克斯纳（Wexner）便秘评分表。

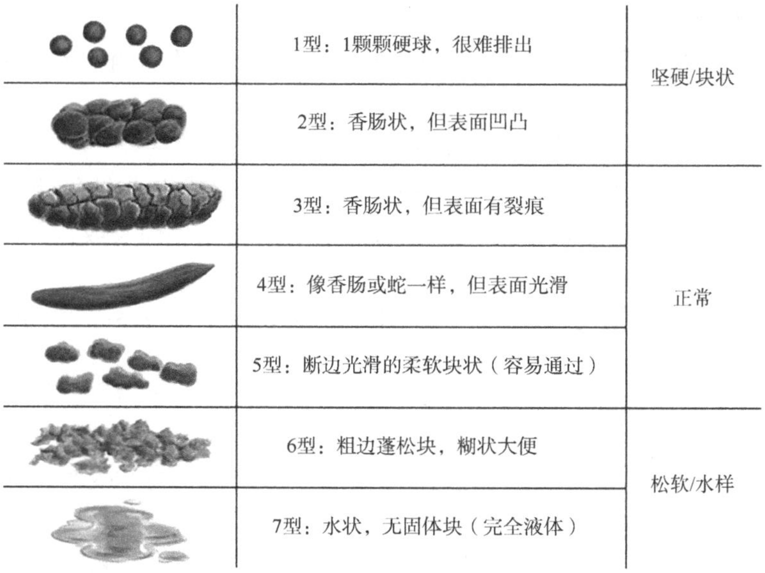

图5-13　Bristol粪便形态分型

1. 罗马Ⅳ标准　目前主要采用罗马Ⅳ标准评估慢性功能性便秘，具体内容如下。

（1）必须包括以下2项或2项以上　①至少25%的排便感到费力；②至少25%的排便为干球粪或硬粪；③至少25%的排便有不尽感；④至少25%的排便有肛门直肠梗阻感和（或）堵塞感；⑤至少25%的排便需手法辅助；⑥每周自发排便＜3次。

（2）不用泻药时很少出现稀便。

（3）不符合肠易激综合征的诊断标准。

注意：诊断前症状出现至少6个月，且近3个月症状符合以上诊断标准；按罗马Ⅳ标准，干球粪或硬粪可以参照Bristol粪便形态的1型或2型；每周自发排粪次数指标应在未使用缓泻剂的情况下计算。

2. Wexner便秘评分表　见表5-15，评分范围0～30分，评分越低提示患者的便秘症状越轻。

表5-15　Wexner便秘评分表

项目评分	0分	1分	2分	3分	4分	得分
您的大便次数是怎样的	1～2次/1～2天	2次/周	1次/周	＜1次/周	＜1次/月	
您排便时很痛苦吗	从不	很少	有时	常常	总是	
您排便后，有无未把大便完全排干净的感觉	从不	很少	有时	常常	总是	
您有腹痛感觉吗	从不	很少	有时	常常	总是	
您每次排便需要多少分钟	＜5	5～10	10～20	20～30	＞30	
您是否需要借助于辅助措施才能排便，如服用刺激性泻药、手指协助排便、灌肠	不需要	需要服用刺激性泻药	需要手指协助排便或灌肠	—	—	
您在24h内，有几次不能成功排便	从不	1～3	3～6	6～9	＞9	
您的便秘持续几年了	0	1	2	3	4	
总分						

（二）相关情况评估

1. 预警评估　预警症状往往提示患者可能存在器质性便秘，尤其是近期便秘伴随症状发生变化的患者。预警症状包括排便习惯改变、大便粗细改变、肠梗阻症状、近期新发生的便秘、治疗无效的重度持续性便秘、便血、粪便隐血试验阳性、贫血、消瘦、发热、腹痛、腹部包块、有结直肠息肉和结直肠癌、有炎症性肠病等肠道疾病家族史等。

2. 相关性疾病评估 主要通过仔细询问病史、体检和必要的辅助检查，对可能引起便秘的器质性疾病予以甄别。

3. 用药情况评估 导致便秘的药物使用情况；泻药的使用情况。

4. 认知功能状况评估 可采用简易精神状态检查量表对老年人的认知功能状况进行评估。

5. 营养状态评估 可使用微型营养评价量表、微型营养评价量表简表或营养风险筛查2002进行筛查和评估。

6. 便秘严重程度评估 根据便秘症状轻重及对生活影响的程度分为轻度、中度和重度三种程度。

链 接 便秘的严重程度分级

一般根据症状的轻重及对生活影响的程度分为以下三种。

轻度，症状较轻，不影响日常生活，可通过整体调整、短时间用药等恢复正常排便。

中度，介于轻度和重度之间。

重度，症状重且持续，严重影响工作、生活，需要药物治疗，依赖泻药或泻药治疗无效。

三、便秘的预防与管理

（一）调整生活方式

1. 摄入足够的膳食纤维 饮食中添加富含膳食纤维的食物如粗制面粉、玉米粉、豆制品、芹菜、韭菜等，保证膳食纤维的摄入为25～35g/d。

2. 摄入足够的水分 养成定时饮水和主动饮水的习惯，每天饮用1500～2000ml温开水或淡茶水。

3. 合理运动

（1）一般运动以安全、不感觉劳累为原则，如散步、慢跑、打太极拳、健身操等。

（2）避免久坐久卧，活动受限者可使用安全的辅助用具，帮助站立或者进行被动运动。

（3）适当进行腹部按摩：取仰卧位，手掌从右下腹顺时针向上、向左再向下至左下腹，按摩至左下腹时加强力度，每天2～3次，每次5～15圈。

（4）提肛运动：收缩腹部与肛门肌肉10s后放松，重复训练数次。

（5）卧床锻炼法：平卧位，将一侧腿屈膝抬高到胸前，重复10～20次后更换另一侧腿，每天3～4次。

4. 养成良好的排便习惯

（1）每天定时排便，在晨起或餐后2h内排便为宜，即使无便意，也坚持蹲厕3～5min。

（2）用力排便时间小于5min，高血压、冠心病、脑血管意外者避免用力排便。每次大便时间不宜过长，小于10min。

（3）合理的排便姿势有助于顺利排便（图5-14）。

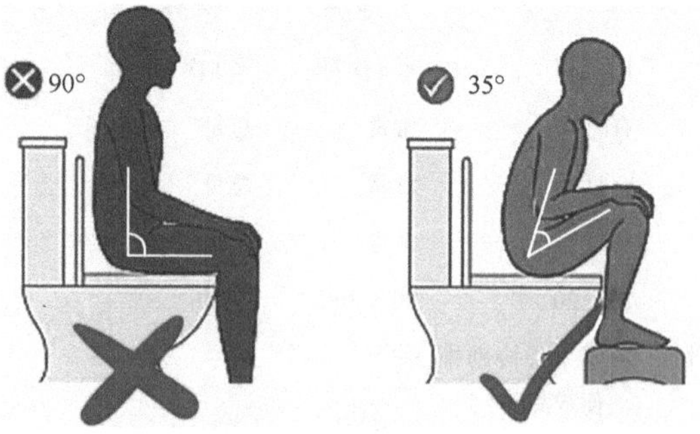

图5-14 排便姿势

（二）合理使用药物

1. 口服泻药

（1）避免长期服用泻药，防止发生药物依赖性。容积性泻药服用时饮水250ml。

（2）对于年老体弱、高血压、心力衰竭和动脉瘤等患者可使用液状石蜡、麻仁丸等温和类药物，一般在睡前1h服用。

（3）在医生的指导下少量使用大黄、番泻叶等刺激性药物。

2. 简易通便剂 正确使用简易通便剂，如开塞露、甘油栓等，在使用时取左侧卧位，将药物纳入肛门，保留5～10min后排便。

3. 灌肠 严重便秘者可遵医嘱给予“1、2、3”溶液（50%硫酸镁30ml、甘油60ml、温开水90ml）、植物油或肥皂水进行少量不保留灌肠。

（三）注意事项

1. 老年人便秘以调整生活方式（摄入足够的水分与纤维素、合理运动、建立良好的排便习惯等）为基础。

2. 根据老年人的病史、伴随疾病、药物相互作用和副作用等个体化使用缓泻剂。药物使用时遵循梯度用药，由容积性泻剂或渗透性泻剂到促分泌剂再到刺激性泻剂。根据老年人的病情合理选择用药方案，必要时选用联合用药，慎用磷酸钠灌肠剂，以免发生低血压和血容量不足、高磷血症、低钾血症或高钾血症等。

3. 对于衰弱及合并高血压、心肾功能不全的轻度和中度的老年便秘者，可在医生指导下选用乳果糖、聚乙二醇等温和、安全的泻剂，避免使用渗透性泻盐。若效果不佳，可联合其他通便药物。

4. 对于粪便嵌塞的老年体弱者，由于嵌塞导致直肠壶腹部扩张、直肠括约肌松弛，粪块上部分稀便自粪块周围间断或持续下泄，导致假性腹泻，注意识别。

实训5-6 便秘评估训练

通过本案例的实践与分析，掌握老年人便秘评估的方法、常用工具的使用，并思考、分析评估中的注意事项。

案例设计

陈爷爷，78岁。十年前出现排便次数减少、粪便干硬，长期服用番泻叶水，能保持3～4天一次大便，但排出困难，每次耗时30min以上，有时伴有腹痛。1个月前，陈爷爷因腰椎骨折需绝对卧床，后排便困难加剧，使用甘油灌肠剂效果不理想，每次需照护人员使用手指协助排便。

请对陈爷爷进行便秘评估。

【实训目的】

1. 能够正确使用便秘评估工具进行完整便秘评估。

2. 能根据评估结果对便秘的严重程度进行准确判断。

3. 增强学生保护老年人隐私的意识。

【实训准备】

1. 环境准备 评估场所安静、舒适、私密性良好，无关人员离场。

2. 用物准备 评估工具（罗马Ⅳ标准和Wexner便秘评分表）、笔、记录单。

3. 操作者准备 衣帽整洁，仪表端庄，复习便秘相关内容。

4. 老年人/标准化患者准备 理解便秘评估的目的及意义，能准确理解和表达案例情景，能主动配合。

【操作流程】

1. 教师介绍本次实践的目的与要求，应用标准化患者并示范便秘评估具体操作步骤。示范时表达准确，保证评估结果的准确性，同时要注意老年人隐私的保护。

2. 教师提前设计仿真情景，并预设干扰项目。学生分成若干组对标准化患者展开评估。

3. 教师巡回指导学生完成评估，并收集共性问题。

【实训评价】

实训结束后，学生以小组为单位汇报评估过程中的体会与收获。教师对评估过程中的共性问题进行分析指导，总结归纳便秘评估中的注意事项。

【实训作业】

学生独立完成一份对于老年人的便秘评估。

1. 通过评估了解老年人是否发生便秘并判断便秘的严重程度。

2. 确定老年人发生便秘的危险因素。

3. 依据评估的结果，拟定改善该老年人便秘的策略。

第9节　睡眠障碍

案例 5-9

程爷爷，82岁。主诉近两个月睡眠不佳：夜间难以入睡，易醒，醒了之后很难再入睡。白天活动较少，总是坐着，经常打盹儿，坐在沙发上看电视的时候也能睡着。

问题：1. 建议程爷爷进行哪方面的评估？评估中的注意事项有哪些？

2. 评估人员在评估过程中应注意哪些要点？

一、概述

（一）睡眠

睡眠是生命活动不可或缺的一项生理活动。老年人由于大脑皮质功能减退，新陈代谢减慢，睡眠时间缩短，一般为5～7h，睡眠结构会发生某些改变，如早睡早醒、夜间觉醒次数增加、睡眠潜伏期延长。

（二）睡眠障碍

1. 定义　睡眠障碍是指睡眠的数量或质量异常，或是在睡眠中或睡眠-觉醒交替时发生异常的行为或生理事件。

老年人的睡眠障碍常表现为早醒、入睡困难、夜间易醒、醒后难以入睡，夜间睡眠断断续续，白天容易打盹，并且常合并其他老年疾病和问题，如抑郁、脑血管疾病、关节炎、慢性阻塞性肺疾病、前列腺增生及帕金森病等。

2. 危险因素　老年人睡眠障碍的发生往往是多因素共同作用的结果，常见危险因素如下。

（1）年龄　随着年龄增大，机体的睡眠稳态下降，睡眠结构发生如前文中提到的变化。随着睡眠调节中枢退化，抵抗和忍受外界睡眠应激源的能力也下降，睡眠稳定性变差。

（2）性别　女性患病率高于男性。

（3）个性特征　神经质、焦虑、完美主义等。

（4）不良睡眠习惯　日间活动减少，睡眠过多；大量饮茶、饮酒、吸烟等。

（5）不良睡眠环境　环境中噪声、光线、温湿度等均会影响老年人的睡眠。

（6）疾病因素　包括躯体疾病和精神疾病。疾病引起的夜间咳嗽、疼痛、尿频尿急等症状均会影响睡眠。抑郁、焦虑情绪与睡眠障碍也存在密切相关性。

（7）药物因素　很多药物会引起睡眠障碍，如激素、抗抑郁药物、咖啡因、茶碱、中枢神经兴奋剂等。

（8）原发睡眠障碍　阻塞性睡眠呼吸暂停低通气综合征、不宁腿综合征等。

3. 临床类型　根据睡眠障碍国际分类，将睡眠障碍分为以下几类。

（1）失眠　表现为入睡困难（超过30min），睡眠维持困难（夜间觉醒次数≥2次、早醒、睡眠表浅、夜间醒后难以再次入睡），白天疲劳，情绪低落或易激惹，注意力或记忆力下降，社交、家庭、职业等功能损害。

失眠可分为慢性失眠障碍和短期失眠障碍。慢性失眠障碍为睡眠紊乱和相关日间症状≥3次/周，持续至少3个月。短期失眠障碍一般病程少于3个月，且没有频率要求。

（2）睡眠相关呼吸障碍　常见的有阻塞性睡眠呼吸暂停、中枢性睡眠呼吸暂停综合征、睡眠相关肺泡低通气障碍、睡眠相关低氧血症等。老年人阻塞性睡眠呼吸暂停患病率较高，其会增加心脑血管疾病、2型糖尿病、痴呆等疾病发生的风险。

（3）中枢嗜睡性疾病　发作性嗜睡、特发性嗜睡、周期性嗜睡。

（4）睡眠-觉醒昼夜节律障碍　老年人中常见睡眠-觉醒时相前移，表现为早睡早醒，睡眠-觉醒时相比常规周期提前数小时，常合并觉醒时期过度睡眠和睡眠维持困难。由于早醒后影响他人休息及周围环境不合时宜的睡眠习惯，常导致老年人社会功能下降。

（5）异态睡眠　在入睡时、睡眠期间或从睡眠中觉醒时出现的不愉快的事件或体验。

（6）睡眠相关运动障碍　不宁腿综合征、周期性肢体运动障碍、睡眠相关腿部肌肉痉挛、睡眠磨牙等。

二、睡眠障碍筛查与评估

睡眠障碍的评估包括主观评估和客观评估。客观睡眠评估的常用方法有多导睡眠图和体动记录仪。睡眠评估工具种类繁多，各自具有其特点及适用范围，本部分主要介绍较为成熟、常用、普适性较强的评估量表。

（一）常用评估工具

1. 匹兹堡睡眠指数量表　由美国匹兹堡大学精神科医生伯伊斯（Buysse）等于1989年编制，是目前应用最广的睡眠质量评估量表，适用于一般人群、精神障碍人群、睡眠障碍人群等。该量表用于了解被评估者近1个月的睡眠质量。由23个条目组成，共分为7个维度，包括主观睡眠质量、睡眠潜伏期（入睡时间）、睡眠时间、睡眠效率、睡眠障碍、催眠药物及日间功能障碍。该量表采用 Likert 4级评分法，每个维度得分0～3分，很好为0分，较好为1分，较差为2分，很差为3分，各维度得分之和为睡眠质量的总分，总分范围0～21分，总分≥8分者提示睡眠质量差，总分越高，表示睡眠质量越差（表5-16，表5-17）。完成该量表需要5～10 min。

在评估时，需注意以下操作要点。

（1）如果条目1～条目4被评估者回答为一个时间区间，例如："从上床到入睡通常需要30～60min"，则填入平均值45min。

（2）条目10a～10e为他评条目，不计分。

（3）睡眠效率的计算方法：

$$睡眠效率=\frac{条目4（睡眠时间）}{条目3（起床时间）-条目1（上床时间）}\times 100\%$$

，量表的具体计分方法见表5-16中"计分方法"部分。

表5-16　匹兹堡睡眠指数量表

指导语：下面一些问题是关于您最近1个月的睡眠情况，请选择填写最符合您近1个月实际情况的答案。

条目	评分			
	0分	1分	2分	3分
1.近1个月，晚上上床睡觉通常__点钟				

续表

条目	评分			
	0分	1分	2分	3分
2.近1个月，从上床到入睡通常需要___分钟	≤15	16～30	31～60	＞60
3.近1个月，通常早上___点起床				
4.近1个月，每夜通常实际睡眠___小时（不等于卧床时间）				
对下列问题请选择1个最适合您的答案				
5.近1个月，因下列情况影响睡眠而烦恼				
a.入睡困难	（1）无	（2）＜1次/周	（3）1～2次/周	（4）≥3次/周
b.夜间易醒或早醒	（1）无	（2）＜1次/周	（3）1～2次/周	（4）≥3次/周
c.夜间去厕所	（1）无	（2）＜1次/周	（3）1～2次/周	（4）≥3次/周
d.呼吸不畅	（1）无	（2）＜1次/周	（3）1～2次/周	（4）≥3次/周
e.咳嗽或鼾声高	（1）无	（2）＜1次/周	（3）1～2次/周	（4）≥3次/周
f.感觉冷	（1）无	（2）＜1次/周	（3）1～2次/周	（4）≥3次/周
g.感觉热	（1）无	（2）＜1次/周	（3）1～2次/周	（4）≥3次/周
h.做噩梦	（1）无	（2）＜1次/周	（3）1～2次/周	（4）≥3次/周
i.疼痛不适	（1）无	（2）＜1次/周	（3）1～2次/周	（4）≥3次/周
j.其他影响睡眠的事情	（1）无	（2）＜1次/周	（3）1～2次/周	（4）≥3次/周
如有下列问题，请说明				
6.近1个月，总的来说，您认为自己的睡眠质量	（1）很好	（2）较好	（3）较差	（4）很差
7.近1个月，您用药物催眠的情况	（1）无	（2）＜1次/周	（3）1～2次/周	（4）≥3次/周
8.近1个月，您常感到困倦，难以保持清醒状态吗	（1）无	（2）＜1次/周	（3）1～2次/周	（4）≥3次/周
9.近1个月，您做事情的精力不足吗	（1）没有	（2）偶尔有	（3）有时有	（4）经常有
10.近1个月有无下列情况（请询问同寝室的人）				
a.高声打鼾	（1）无	（2）＜1次/周	（3）1～2次/周	（4）≥3次/周
b.睡眠中较长时间的呼吸暂停	（1）无	（2）＜1次/周	（3）1～2次/周	（4）≥3次/周
c.睡眠中腿部抽动或痉挛	（1）无	（2）＜1次/周	（3）1～2次/周	（4）≥3次/周
d.睡眠中出现不能辨认方向或意识模糊的情况	（1）无	（2）＜1次/周	（3）1～2次/周	（4）≥3次/周
e.睡眠中存在其他影响睡眠的特殊情况	（1）无	（2）＜1次/周	（3）1～2次/周	（4）≥3次/周

表5-17　匹兹堡睡眠指数量表评分方法

成分	内容	评分			
		0分	1分	2分	3分
主观睡眠质量	条目6计分	很好	较好	较差	很差
入睡时间	条目2和5a计分累计	0分	1～2分	3～4分	5～6分
睡眠时间	条目4计分	≥7h	6～＜7h	5～＜6h	＜5h
睡眠效率	以条目1、3、4的应答计算	≥85%	75%～84%	65%～74%	＜65%
睡眠障碍	条目5b～5j计分	0分	1～9分	10～18分	19～27分
催眠药物	条目7计分	无	＜1次/周	1～2次/周	≥3次/周
日间功能障碍	条目8和9计分	0分	1～2分	3～4分	5～6分

2. 失眠严重程度指数量表 由莫林（Morin）1993年编制，主要用于了解近2周内被评估者的睡眠情况，也能反映失眠对日间功能和健康的影响。量表采用Likert 5级评分法，每个条目0～4分，总分为0～28分（表5-18）。

评定标准：评分0～7分为无临床意义的失眠；8～14分为轻度失眠；15～21分为中度失眠；22～28分为重度失眠，评分越高表明失眠越严重。完成评估需要3～5min。

表5-18 失眠严重程度指数量表

（1）描述你当前失眠问题的严重程度	无	轻度	中度	重度	极重度
入睡困难	0	1	2	3	4
维持睡眠困难	0	1	2	3	4
早醒	0	1	2	3	4

（2）你对当前睡眠模式的满意度				
很满意	满意	一般	不满意	很不满意
0	1	2	3	4
（3）你认为你的睡眠问题在多大程度上干扰了你的日间功能（如日间疲劳、处理工作和日常事务的能力、注意力、记忆力、情绪等）				
没有干扰	轻微	有些	较多	很多干扰
0	1	2	3	4
（4）与其他人相比你的失眠问题对你的生活质量有多大程度的影响或损害				
没有	一点	有些	较多	很多
0	1	2	3	4
（5）你对自己当前睡眠问题有多大程度焦虑和烦恼				
没有	一点	有些	较多	很多
0	1	2	3	4

3. 阿森斯失眠量表 1985年由美国俄亥俄州立大学医学院设计，用于睡眠障碍的自我评估。量表自测结果准确且使用方便，在临床上广泛使用。共有8个条目，每个条目评分0～3分，总分范围0～24分，得分越高表示睡眠质量越差（表5-19）。

评定标准：如果总分小于4分，无睡眠障碍；如果总分4～6分，可疑失眠；如果总分在6分以上，失眠。

表5-19 阿森斯失眠量表

指导语：本量表用于您对经历的睡眠障碍的自我评估。对于以下列出的问题，如果您在过去一个月内每星期至少发生三次，就请您圈点相应的自我评估结果。

项目	选项			
1.入睡时间（关灯后到睡着的时间）	0没问题	1轻微延迟	2显著延迟	3延迟严重或没有睡觉
2.夜间苏醒	0没问题	1轻微影响	2显著影响	3严重影响或没有睡觉
3.比期望的时间早醒	0没问题	1轻微提早	2显著提早	3严重提早或没有睡觉
4.总睡眠时间	0足够	1轻微不足	2显著不足	3严重不足或没有睡觉
5.总睡眠质量（无论睡多长）	0满意	1轻微不满	2显著不满	3严重不满或没有睡觉
6.白天情绪	0正常	1轻微低落	2显著低落	3严重低落
7.白天身体功能（体力和精神，如记忆力、认知和注意力等）	0足够	1轻微影响	2显著影响	3严重影响
8.白天嗜睡	0无嗜睡	1轻微嗜睡	2显著嗜睡	3严重嗜睡
总分				

4. 睡眠日记 是最广泛使用的主观评估方法，通常连续记录2周，能获得老年人睡眠状况和昼夜节律的相对准确和客观的信息，是评估和分析睡眠质量和睡眠-觉醒规律的相对简便而可靠度较高的依据（表5-20）。

表5-20 睡眠日记

星期	一	二	三	四	五	六	日
早上起床2h内填写							
昨晚关灯上床的时间							
早上起床时间							
昨晚入睡（睡着）的时间							
入睡容易							
过了一会入睡							
入睡困难							
中间醒了几次/多少分钟							
昨晚一共睡着几个小时							
睡眠中是否被噪声、灯光、刺激、温度、不舒适感打扰							
早上起床后感觉：轻松、一般、疲乏							
晚饭后睡前填写							
我在哪个时间饮用了含咖啡因的饮料：早上、中午、晚上、没有饮用							
我运动了至少20min：早上、中午、晚上、没有							
白天服了什么药							
白天是否打盹儿							
白天在做事时困倦嗜睡：无、轻微、中度、高度							
整个白天的心情：非常开心、开心、不开心、非常不开心							
睡前1～3h，我饮过酒、饭饱、饮过咖啡、无							
睡前，我的床上活动：看书、看电子产品、沐浴、做放松运动							

（二）评估注意事项

1. 评估环境保持安静，避免无关人员在场。

2. 评估时应严格按照指导语进行提问或陈述，以保证评估结果的准确性。

3. 在评估过程中应注意评估者的语速和音量，保证老年人能听清问题。

4. 若评估结果异常，提示需要进行更详细、全面的综合评价进行判断，不能单独用评估结果来诊断睡眠障碍。

5. 老年人睡眠障碍的评估除了解老年人有无睡眠障碍史、影响睡眠质量的躯体疾病、焦虑抑郁，用药情况、有无用药依赖，睡眠环境等，应重视其主诉，同时应综合考虑老年人同寝室者或者照顾人员的描述。

三、睡眠障碍的管理

（一）非药物治疗

1. 睡眠健康教育 是所有治疗方法的基础。告知老年人关于睡眠习惯的知识，协助其养成良好的睡眠习惯。睡眠习惯的改进措施如下。

（1）睡眠环境安静、舒适。噪声20～30dB以下，室温20～25℃，湿度45%～50%，空气清新，光线幽暗，避免强光刺激，寝具适宜。

（2）规律作息，白天避免多次小睡，午睡时间不超过半小时。

（3）适当增加白天的室外活动，每天不少于30min。

（4）睡前1～2h停止紧张的劳动和体力活动，不要喝太多水，入睡前排空小便，避免饮咖啡、浓茶。

（5）睡前6h不饮酒。

（6）制订科学的饮食方案。晚餐不要过迟或过饱，不要食用辛辣和刺激性的食物，避免食用容易产气的食物，如洋葱、大量豆类等，尽量选择富含营养、清淡且易消化的食物，适当增加新鲜蔬果的摄入量。

2. 刺激控制疗法　慢性失眠可导致老年人产生床和睡眠间的消极联想，认为在床上很难放松。老年人可以感到困倦才躺在床上；避免与睡眠不相关行为（不要把床当作读书、看电视或工作的地方）；醒来超过15min时离开卧室；无法睡着或开始感到焦虑时离开卧室。

3. 睡眠限制疗法　睡眠限制通过引起部分睡眠剥夺，反过来增加失眠老年人在床上的实际睡眠。最终目标是打破失眠循环。对于贪睡、嗜睡、睡眠颠倒者，白天参加一些力所能及的体育锻炼与社会活动，避免白天打盹、多睡，从而减少夜间失眠的现象。

4. 认知行为治疗　包括相关认知治疗和行为治疗，在睡眠健康教育、刺激控制疗法、睡眠限制疗法的基础上进行认知干预。

（1）帮助睡眠障碍者纠正不切实际的睡眠期望。

（2）教育睡眠障碍者理性看待失眠的不良后果。

（3）指导睡眠障碍者保持自然入睡，不要过于关注并试图努力入睡。

（4）告诫睡眠障碍者不要担忧自己失去了控制自己睡眠的能力。

（5）向睡眠障碍者理性分析失眠的可能原因。

（6）告诫睡眠障碍者不要持有夜间睡眠时间不足而采取白天多睡的补偿心理。

（二）药物治疗

临床治疗睡眠障碍的常见药物包括苯二氮䓬类药物、褪黑素和具有催眠效果的其他药物。老年人治疗睡眠障碍首选非苯二氮䓬类药物，常见药物包括唑吡坦、唑吡坦控释剂、佐匹克隆、扎来普隆。此类药物半衰期短，次日残余效应低，一般不产生日间困倦。在照护存在睡眠障碍的老年人时，照护人员需要了解其使用药物的情况，并观察药物的效果和副作用，同时更应该关注睡眠药物引起的其他风险。服药注意事项有以下几点。

1. 药物治疗从小剂量开始。

2. 不推荐长期应用镇静催眠药，对慢性失眠者短期（3～4周）或间歇性、交替性应用，以免产生依赖性。

3. 观察用药效果。不可随意增减药物，严格执行医嘱，防止发生意外，并及时向医生反映可能出现的情况。

4. 不良反应监测。常见用药的不良反应包括日间残留镇静作用引起的日间困倦、头晕、谵妄、跌倒骨折、记忆力下降、认知功能减退、呼吸抑制等。

5. 换药停药指征：推荐治疗剂量无效、对药物产生耐受性或严重不良反应、与正在使用的其他药物发生相互作用、长期使用（＞6个月）有减药和停药困难、有药物成瘾史的老年人。在换药停药过程中，需逐步减量、停药，以减少失眠反弹，避免突然终止药物治疗。

实训5-7 睡眠评估训练

通过本案例的实践与分析，掌握老年人睡眠的评估方法、常用工具的使用，并思考、分析评估中易出现的错误。

案例设计

李爷爷，79岁，与老伴同住，有糖尿病和高血压病史十余年，目前口服降压药及降糖药物，平时未规律监测血压及血糖。李爷爷喜好安静，自诉睡眠不佳，每天晚上八点钟准时上床，上床后很快就能睡着，但是每到凌晨一两点钟就醒，醒后很难入睡，睡眠总是断断续续，一晚上要起夜三四次。老伴反映，李爷爷睡着后鼾声很大，白天不爱活动，总是坐在沙发上看电视，一看就是一下午。

请对李爷爷进行睡眠评估。

【实训目的】

1. 根据老年人的临床表现选择合适的睡眠评估工具。
2. 学会正确评估老年人睡眠的方法。
3. 能够对评估结果进行解读。

【实训准备】

1. 环境准备 保持评估场所安静，温度适宜。

2. 用物准备 评估工具可使用匹兹堡睡眠指数量表进行评估、评估量表中涉及的物品、笔、记录单。

3. 操作者准备 衣帽整洁，仪表端庄，复习本节相关内容，掌握老年人疾病信息。

4. 老年人/标准化患者准备 理解评估目的与意义、案例的关键信息及情景，主动配合。

【操作流程】

1. 教师介绍本次实践目的与要求，示范具体操作步骤，如条件允许可预先设立标准化患者。
2. 学生分成若干小组，每组同学互相（或对标准化患者）开展评估。教师可提前设计仿真情景，并预设干扰项目，可向同住人员收集信息。
3. 教师巡回指导学生完成评估，并收集共性问题。

【实训评价】

实训结束后，学生以小组为单位汇报实施过程中的体会与收获。教师点评，并评价共性问题，进行答疑。

【实训作业】

学生独立完成一份对于老年人的睡眠评估。

1. 评估老年人是哪一种类型的睡眠障碍及其严重程度。
2. 了解引起睡眠障碍的因素，并提出2～3项针对性的改善睡眠的措施。

第10节 慢性疼痛

案例5-10

邱奶奶，82岁，主诉近4个月腰背部疼痛难受，晚上睡觉感到胀痛难忍，睡觉不佳，食欲下降，不愿意活动，一活动就疼，前两天背了孙子后疼痛越发加重了。

问题： 1. 对于案例中的老年人如何进行疼痛评估？评估的重点是什么？

2. 评估人员在管理此类老年人的过程中应注意什么？

一、概述

对大多数老年人来说，慢性疼痛是最常见的病症，也是最多见的主诉，是严重降低老年人生活质量的一类常见疾病。65岁以上老年人80%～90%存在一种或一种以上诱发疼痛症状的疾病，老年慢性疼痛的发生率为25%～50%。慢性疼痛可能会导致老年人日常生活能力受损、抑郁、焦虑、睡眠障碍，甚至导致功能障碍和残疾，严重影响老年人生活质量。由于老年人的慢性疼痛常常被误认为是机体退行性改变的表现，其管理未受到足够重视。此外，部分老年人存在一定程度的认知障碍，影响了他们自我报告疼痛的能力，导致疼痛评估和管理不足。因此，充分认识和评估老年人的慢性疼痛，实施必要的慢性疼痛管理策略显得尤为重要。

疼痛是一种与组织损伤或潜在的损伤相关的不愉快的主观感觉和情感体验，是大多数疾病的共同症状，为人类共有而个体差异很大的一种不愉快的感觉，它提供躯体受到威胁的警报信号，是不可缺少的一种生命保护功能。随着医疗水平和生活质量的提高，1995年，美国疼痛学会明确将疼痛列为继呼吸、脉搏、血压、体温后的第五大生命体征。依据疼痛持续时间可将疼痛分为急性疼痛和慢性疼痛。

1. 慢性疼痛的定义　北美护理诊断协会将慢性疼痛定义为与现存或潜在组织损伤，或描述为类似损伤相关的不愉快感和情绪体验；突然或缓慢发生，可出现由轻到重的任何程度，持续或反复出现，持续时间大于3个月。

2. 老年人慢性疼痛的特点　老年人由于增龄和疾病因素，其慢性疼痛具有一定特点。

（1）慢性疼痛的发生率高于普通人群。

（2）老年人慢性疼痛以背部最多见，其次为颈肩部、四肢、大关节（如膝关节、肩关节）等部位疼痛。

（3）与慢性疼痛相关的疾病发生率高，常见有颈椎病、腰椎间盘突出、骨关节炎、骨质疏松、痛风、脊柱骨折、脑卒中、外周血管疾病、糖尿病周围神经病变、带状疱疹后神经痛、风湿性疼痛、癌痛等，这些疾病也经常共存，使疼痛的临床表现多样化、复杂化。

（4）疼痛程度较重，持续时间长。

（5）功能障碍与生活行为受限等明显增加，常伴有心理障碍，如焦虑、抑郁等。

（6）慢性疼痛常导致老年人多重用药问题。

（7）慢性疼痛影响老年人的社会交往能力。

（8）合并痴呆的老年人，往往存在对疼痛的认识、评估及治疗不足。

二、慢性疼痛评估

疼痛是一种主观感觉，由多种因素引起，如躯体、精神、环境、认知和行为等多方面因素。评估是疼痛治疗的前提，主要目的是判断“疼痛是否存在”“是什么性质的疼痛”“疼痛的强度”等。疼痛评估对做出正确的判断、制订具体的照护措施具有重要的意义。

（一）初步主观评估

当老年人主诉或表现出疼痛时，评估者的问诊是十分重要的。一般询问应包括如下内容：疼痛是如何发生的、疼痛发展过程、疼痛像什么、如何描述感受到的疼痛；疼痛部位和向何处放射；疼痛强度如何；疼痛持续的时间、疼痛发作的时间特点；导致疼痛减轻或加重的因素是什么；疼痛发生时有无伴随症状；疼痛发生后的治疗情况、治疗效果的评价、治疗中有无并发症发生；疼痛对日常生活（特别是睡眠、情绪、饮食、活动等）的影响；所患其他疾病；既往有无药物滥用史、精神障碍史、外伤或手术史；是否使用过特殊药物等。

（二）疼痛部位评估

准确的疼痛部位描述能帮助确定疼痛的来源，老年人慢性疼痛可能有多个疼痛部位（表5-21），经常描述不清晰，必要时可要求老年人用一个手指指出明确的疼痛点或画出部位。范围较大时可用45区体表面积评分法进行评估（图5-15），将人体全身分为45区，每个区内标有代表该区的号码。请主诉者将自己的疼痛部位在图中相应部位画出，每涂盖一个区，则为1个疼痛计分，如无任何区涂盖则为0分，总评分可反映出疼痛区域的数目。同时在相应的疼痛区内，分别使用四种不同的颜色进行涂盖，以表示无痛、轻度疼痛、中度疼痛和重度疼痛，最终查表计算疼痛范围所占全部体表面积的百分比。需注意皮肤疼痛区域的涂盖易受疼痛者情感和疾病长期性的影响，不能用于评价精神病理学疼痛，不适用于老年头痛评估。

表5-21　老年人常见的疼痛部位

疼痛部位	常见疾病	疼痛部位	常见疾病
头颈部	三叉神经痛、丛集性头痛、颈动脉炎、颈椎病	心脏	心绞痛
关节	肩周炎、膝关节炎、髋关节炎、风湿/类风湿关节炎	躯体部	带状疱疹及后遗神经痛、糖尿病性神经痛、肋间神经痛
腰背部	腰椎间盘突出症、椎管狭窄症、小关节炎、骨质疏松症、椎体压缩性骨折	胃肠道	裂孔疝、慢性顽固性便秘、急慢性胆囊炎、肠易激综合征
四肢	周围神经病理性疼痛、外周血管病变、复杂性区域性疼痛综合征		

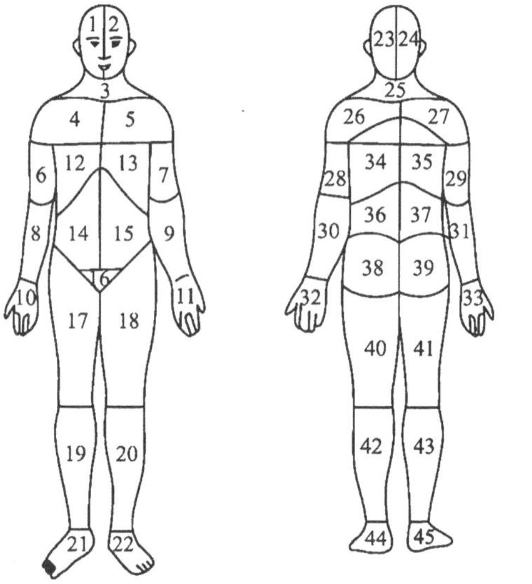

疼痛区号	各占体表面积百分比（%）
25，26，27	0.50
4，5，16	1.00
3，8，9，10，11，30，31，32，33	1.50
1，2，21，22，23，24，44，45	1.75
6，7，12，13，28，29，36，37	2.00
38，39	2.50
14，15	3.00
19，20，42，43	3.50
34，35	4.00
17，18，40，41	4.75

图5-15　45区体表面积评分法

（三）疼痛强度的评估

疼痛强度的评估是疼痛评估的重点，也是难点。对于老年人疼痛强度的评估较实用的方法是采用数字评定量表（图5-16）和面部表情疼痛评估法（图5-17）。

数字评定量表评分准确简明，曾被美国疼痛学会视为疼痛评估的金标准。疼痛者需在4种大类别，共11种评分（0～10）中选择，即无疼痛（0）、轻度疼痛（1～3）、中度疼痛（4～6）、重度疼痛（7～10），特别适用于慢性疼痛者，还可用于口头采访，如电话随访等。

修订版Wong-Baker面部表情疼痛评估法要求疼痛者对整体疼痛程度进行从0（无痛）到10（最严重）的评分，同时该量表提供了6种面部表情的卡通图片（从微笑、悲伤至痛苦哭泣等）来形象表达分值区域所代表的疼痛程度。评估时，被评估者指向表示与其疼痛程度相符的卡通面孔即可。

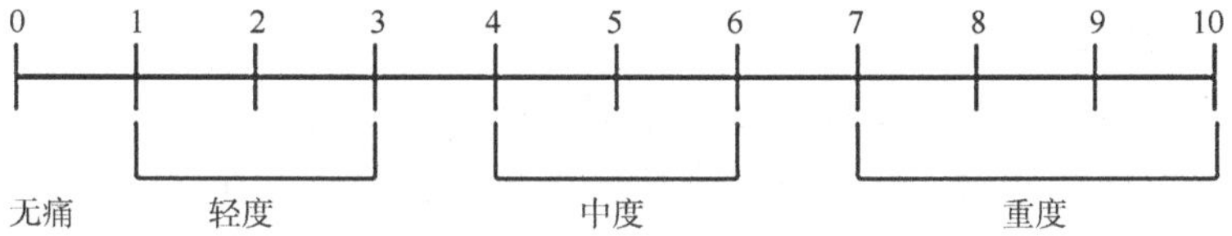

图5-16 数字评定量表

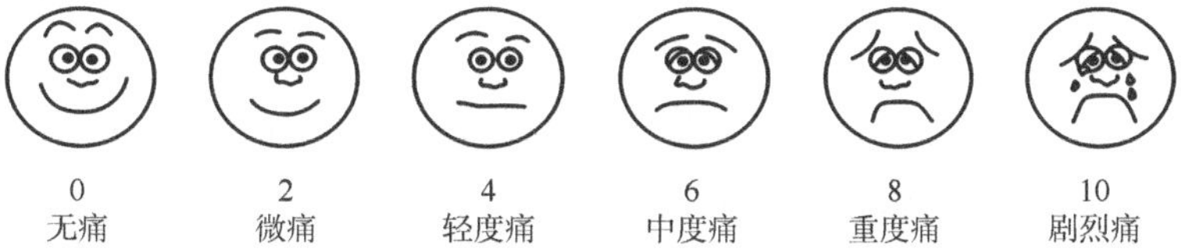

图5-17 面部表情疼痛评估法

（四）行为观察

慢性疼痛对人体的生理和心理均会造成严重的不良影响，导致老年人表现出思维、行为和举止的变化。对于文化程度较低、视觉损害、沟通障碍、表达困难等的老年人，疼痛评估难度较大，评估者可以通过被评估者的临床表现间接了解其疼痛状况。2002年美国老年医学会提出6种与老年人疼痛相关的常见行为可供参考（表5-22）。

表5-22 老年人疼痛相关的常见行为

行为	举例
面部表情	皱眉、伤心的表情、惊恐面容、做鬼脸、前额皱纹、闭眼、扭曲的表情、快速眨眼等
语言和发音	叹气、呻吟、哼哼声、叫喊、呼吸重、求帮助、谩骂
身体运动	身体僵硬、姿势紧张、惊恐、活动受限、步态或活动度改变
人际交往的改变	攻击性、抵制护理、社交减少、社会不适应、孤僻、辱骂他人
活动方式和日常行为的改变	拒绝进食、食欲改变、休息时间增加、休息方式改变、突然停止每天的日常活动
精神状态改变	哭泣、流泪、易怒、神志混乱较前明显、易激惹或痛苦

（五）认知障碍老年人疼痛评估

随着年龄增长，各种基础疾病的增加，老年人特别是高龄老年人患各种认知功能障碍的比例逐渐增高，对这类人群的疼痛评估更为困难，可采用晚期老年痴呆症疼痛评估量表（C-PAINAD）（表5-23），此量表适用于晚期老年痴呆者或不能有效表达疼痛的老年人。量表共有5个与疼痛相关的行为项目（呼吸、负面声音表达、面部表情、身体语言、可安抚程度），每项评分0～2分，总分最高10分，即表示老年人极度痛苦，观察时间约5min。

表5-23 晚期老年痴呆症疼痛评估量表

项目	评分			
	0分	1分	2分	总分
呼吸	正常	偶尔呼吸困难/短时期的换气过度	呼吸困难兼发出吵闹声响/长时期的换气过度/潮式呼吸	
负面声音表达	没有	偶尔呻吟/低沉的声音，带有负面的语气	重复性叫嚷/大声呻吟/哭泣	
面部表情	微笑或无表情	难过/恐惧/皱眉头	愁眉苦脸	
身体语言	轻松	绷紧/紧张步伐/坐立不安	僵硬/紧握拳头/膝盖提起/拉扯或推开/推撞	
可安抚程度	无须安抚	通过分散注意力或触摸、安慰，可安抚	通过分散注意力或触摸、安慰，也不可安抚	

（六）疼痛综合评估工具

疼痛综合评估工具是根据疼痛的生理感觉、患者情感、认知成分等多方面设计的疼痛问卷，能较准确、全面、有效地评价疼痛程度、性质及对生活的影响。目前已存在多种疼痛综合工具，较常见的有麦-吉疼痛问卷或简式麦-吉疼痛问卷、简明疼痛评估问卷等。此类评估问卷相对复杂，有时老年人难以理解，并且花费时间较多，具有一定的局限性，评估者可以依据需求选择。

（七）评估注意事项

1. 应用疼痛评估工具时，评估人员首先应依据评估目的，选择符合评估对象的评估工具。
2. 老年人的疼痛评估应灵活应用各种方法，条件允许时可几种方法同时应用，相互补充。
3. 对评估出存在或有任何类型疼痛风险的老年人进行全面的疼痛评估，查找疼痛的原因和诱发因素。
4. 评估前进行耐心恰当的解释，有助于提高评估的准确性。
5. 评估后需准确记录评估结果，并按需进行复评和动态评估。

三、慢性疼痛管理

老年人因其自身特点，慢性疼痛的管理也具有一定的特殊性，管理目标包括老年人能正确评估疼痛，能准确说出疼痛的部位、强度和持续时间；疼痛得到缓解和改善；生活质量和功能不受疼痛影响；能正确服药，并掌握处理疼痛的非药物方法。慢性疼痛的具体管理措施包括以下几个方面。

（一）药物镇痛管理

药物镇痛是慢性疼痛管理的常见方法，相关药物包括非甾体抗炎药、麻醉性镇痛药、抗抑郁药、抗焦虑药、镇静催眠药、外用镇痛药等。在进行药物镇痛管理时，需要指导老年人药物的使用方法、常见不良反应及注意事项，提醒老年人要按时、按量使用药物，不能随意停药、减药。

（二）非药物镇痛管理

药物镇痛可减少镇痛药物的用量，改善患者的健康状况，是药物镇痛的辅助措施，老年人可以依据自己的经验和喜好选择适合自己的非药物镇痛方法。常见的非药物镇痛方法包括以下几类。

1. 皮肤刺激 包括热敷、冷敷、按摩等，时间常常为20～30min，如果老年人认知功能受损或所敷部位感觉受损者，需要注意预防烫伤和组织损伤。

2. 分散注意力 可指导老年人通过与他人交谈、听音乐、看电视、听歌、阅读等患者感兴趣的方法分散注意力。愉快的心情可以使患者对疼痛的敏感度降低，有利于稳定情绪。

3. 放松 指导老年人放松的方法，如深呼吸、腹式呼吸、打哈欠，选择自己舒适的体位等。

（三）健康指导

1. 运动锻炼 在改善全身状况的同时，可调节情绪，振奋精神，增强骨承受负荷及肌肉牵张的能力，减缓骨质疏松的进程，帮助恢复身体的协调和平衡。特别对于慢性疼痛缓解期的老年人应鼓励其参加有规律的活动锻炼。

2. 环境改善 营造安全、温馨的环境，减少刺激。

3. 饮食指导 提倡清淡、高蛋白、低脂、低嘌呤、无刺激的易消化食物，少量多餐。保持大便通畅，避免腹胀，以免诱发疼痛。

4. 心理指导 疼痛总是伴随着消极情绪，鼓励老年人接受疼痛的存在，提高其应对疼痛的信心。

5. 慢性疼痛自我管理 指导老年人如果在原有疼痛基础上出现新发疼痛、疼痛程度加重且进展快、镇痛药物效果不佳、夜间疼痛发作频繁、体重持续下降、发热、困倦、乏力等应及时就医，以免延误治疗。

（四）慢性疼痛管理效果的监测与评价

评估人员可以采用适宜的评估工具，持续评估、监测并记录老年人的疼痛管理情况。动态评估的时间和频率取决于疼痛是否持续存在、疼痛强度是否发生变化、老年人的健康状况是否稳定、是否发生急性疼痛、环境是否变化等因素。

实训5-8　慢性疼痛评估训练

通过本案例的实践与分析，掌握老年人慢性疼痛评估的方法、常用工具的使用，并能针对评估结果制订初步的管理计划。

案例设计

张爷爷，70岁，6个月前无明显诱因出现膝关节和小腿持续疼痛，难以忍受，不敢活动，睡眠差。张爷爷有糖尿病病史6年，诊断为骨质疏松症2年，目前正服用降糖药物。张爷爷是初中文化水平，视力可，听力稍有下降，老伴去世2年了，孩子都在外地，独自一人居住。

请对张爷爷进行慢性疼痛评估。

【实训目的】

1. 学会正确评估慢性疼痛的方法。
2. 能对疼痛评估结果进行正确解读，并给予针对性的指导意见。
3. 培养学生对老年人的人文关怀能力和同理心。

【实训准备】

1. 环境准备　评估环境宽敞、安静。

2. 用物准备　45区体表面积评分法表、数字评定量表、修订版Wong-Baker面部表情疼痛评估量表等，以及相关物品、笔、记录单。

3. 操作者准备　衣帽整洁，仪表端庄，掌握老年人的疾病相关信息。

4. 老年人/标准化患者准备　理解评估目的与意义，案例的关键信息及情景。

【操作流程】

1. 教师介绍本次实践目的与要求，基于标准化患者示范评估步骤。
2. 学生分成若干小组，每组同学采用疼痛评估工具互相（或对标准化患者）开展评估。基于案例，教师可延展案例内容，并设置非预期情景，如老年人疼痛部位描述不清晰、不能正确理解评估方法等。
3. 教师巡回指导学生完成评估，并针对不足之处进行针对性指导，并引导学生针对老年人问题进行全面评估。

【实训评价】

实训结束后，学生以小组为单位汇报实施过程中的感受与体会，总结经验，教师点评与答疑。

【实训作业】

学生独立完成一份对于老年人慢性疼痛的评估。

1. 通过评估，了解疼痛的部位、性质、程度、发作和持续时间。
2. 通过评估，明确疼痛的原因。
3. 依据评估结果，提出该老年人的慢性疼痛管理方案。

第11节 压力性损伤

案例5-11

王爷爷,80岁,入住养老机构。入住机构前20天出现四肢无力,卧床不起,吞咽呛咳,不能进食,大小便失禁。体格检查:体温37.8℃,脉搏98次/分,呼吸22次/分,消瘦,嗜睡,口角歪斜,不能翻身。右髋部有一大小约8cm×10cm×2cm的皮肤坏死,肌肉外露,有大量脓性分泌物。

问题:1.对于案例中的王爷爷应进行哪方面的评估?通过评估考虑王爷爷发生了什么情况?

2.照护人员在照护过程中如何预防该情况的发生?

一、概述

(一)定义

压力性损伤又称压疮,也称为压力性溃疡,不仅可发生于长期卧床的人群,也可发生于长久处于坐位或其他卧位者。

2019年11月,欧洲压力性损伤咨询委员会、美国国家压力性损伤咨询委员会和泛太平洋压力性损伤联盟联合正式发布的第3版《压疮/压力性损伤的预防和治疗:临床实践指南》(下称《新指南》)中,将压力性损伤定义更新为:由压力或压力联合剪切力导致的皮肤和(或)皮下组织的局部损伤,通常位于骨隆突处,也可能与医疗器械或其他物体有关。压力性损伤与长期的压力或压力联合剪切力有关,皮下软组织对于压力和剪切力的耐受性受环境、营养、组织灌注、合并症和软组织条件的影响。《新指南》中指出压力性损伤的发生不仅局限于体表皮肤,也可能发生在黏膜上、黏膜内和黏膜下,黏膜(呼吸道、胃肠道和泌尿生殖道黏膜)压力性损伤主要与医疗器械有关。

(二)危险因素

1.局部因素

(1)局部组织持续受压 导致压力性损伤的主要力学因素包括垂直压力、摩擦力和剪切力,通常是2~3种力联合作用所致。

(2)医疗措施使用不当 因医疗器械(如呼吸机面罩、气管切开导管、心电监护、各种约束装置及矫正器械等)使用不当,可造成相应部位产生压力和局部温湿度改变,进而发生不同程度的压力性损伤。由于医疗器械固定使接触部位皮肤破溃,隐秘而难以被及时发现。

(3)局部组织受理化刺激 皮肤经常受到汗液、大小便等排泄物、分泌物,以及各种引流液的刺激,引起皮肤酸碱度的改变,皮肤角质层的屏障功能降低,导致皮肤耐受性减弱,另外,潮湿的皮肤有利于微生物滋生,导致皮肤组织极易受损并继发感染。

2.全身因素

(1)高龄 老年人心脏血管功能减弱,末梢血管功能减退,皮肤老化、变薄,弹性变差,血供减少,对温度和疼痛感觉反应迟钝。

(2)机体活动和(或)感觉障碍 脊髓损伤、骨折石膏固定、外科手术、麻醉等因素导致活动或躯体移动受限,引起局部组织长时间受压,血液循环障碍而发生压力性损伤。

(3)营养不良或水肿 长期营养不良的老年人蛋白质合成减少、修复能力降低,皮下脂肪减少甚至消失,皮肤松弛干燥,肌肉萎缩,一旦受压,局部易缺血、缺氧而发生压力性损伤。水肿导致皮肤变薄,抵抗力减弱,受压后易破损。

(4)疾病 老年人因罹患糖尿病、神经系统疾病或伴有认知功能改变、大小便失禁、残障等多种疾病，导致压力性损伤发生率高且愈合难度增加。长期慢性疾病还会使老年人精神心理压力增大，对于翻身产生抵触情绪，长期保持同一姿势、体位，导致压力性损伤的发生。

（5）其他 其他的可能危险因素还包括吸烟、临床应激反应、体温升高、缺乏维生素C或锌等。

（三）临床表现

根据2016年美国伤口造口失禁委员会发布的《压力性损伤预防与管理指南》，将压力性损伤进行分期。具体分期如下（图5-18）。

1期：皮肤完整伴有局部无法消退的红斑。

2期：部分皮层丧失累及真皮，表现为开放性表浅损伤，伴有红色或粉红色的伤口床，但无腐肉。

3期：全层组织缺损，皮下脂肪可能呈现，但骨骼、肌腱或肌肉未见外露。腐肉可能存在，但不会达到组织缺损的深度。可能合并潜行和窦道。

4期：全层组织缺损伴有骨、肌腱或肌肉外露。腐肉或焦痂可能存在于伤口床的某些部分，通常有潜行和窦道出现。

不明确分期的压力性损伤：全层组织缺损，由于伤口床被腐肉或焦痂覆盖，无法确定伤口具体程度。去除腐肉或焦痂后，可表现为3期或4期压力性损伤。

深部组织压力性损伤：完整或破损的皮肤局部出现持久性非苍白性发红、褐红色或紫色变化，或表皮分离后出现暗红色伤口床或充血性水疱。疼痛和温度变化往往先于颜色的改变。

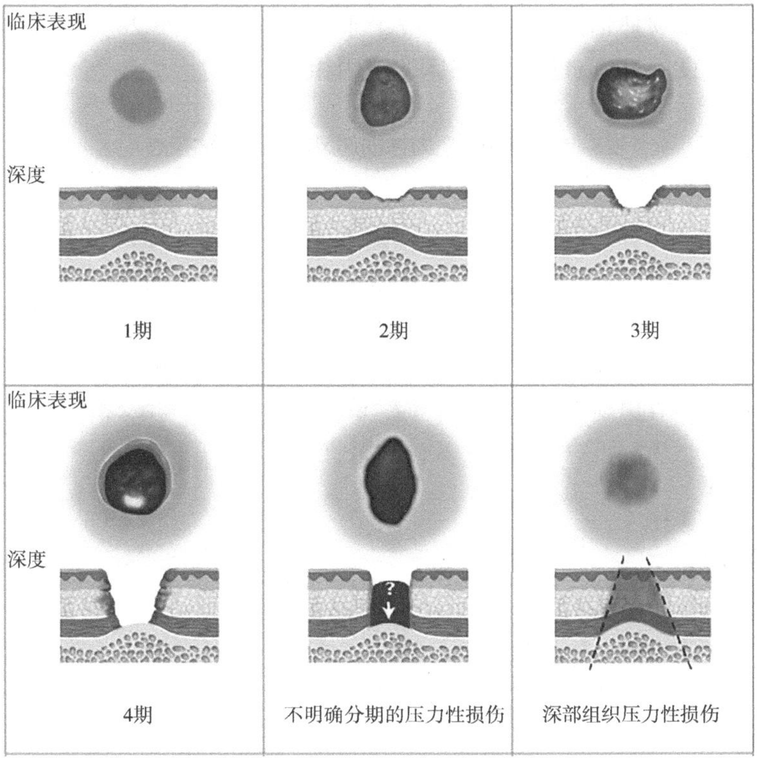

图5-18 压力性损伤的分期

二、压力性损伤的评估

（一）常用评估工具

1. 布拉登（Braden）危险因素评估量表 是用来预测压力性损伤发生较为常用的工具（表5-24），对压力性损伤高危人群具有较好的预测效果，且评估简便、易行。评估内容包括感觉、潮湿、活动力、移动力、营养、摩擦力和剪切力共6个部分。总分值范围为6～23分，分值越低，提示发生压力性损伤的危险性越高。评分≤18分，提示有发生压力性损伤的危险，建议采取预防措施。

表5-24 Braden危险因素评估量表

项目	评分			
	1分	2分	3分	4分
感觉	完全受限	非常受限	轻度受限	未受限
潮湿	持续潮湿	潮湿	有时潮湿	很少潮湿
活动力	限制卧床	坐位	偶尔行走	经常行走
移动力	完全无法移动	严重受限	轻度受限	未受限
营养	非常差	可能缺乏	充足	丰富
摩擦力和剪切力	有问题	有潜在问题	无明显问题	—

2. 诺顿（Norton）压力性损伤风险因素评估量表 是目前公认适用于评估老年人，预测压力性损伤发生和评估预后的有效工具（表5-25）。评估内容包括身体状况、精神状态、活动能力、灵活程度和失禁情况共5个方面，每项评分1～4分，总评分范围为5～20分，16分为诊断临界值，分值越小，提示发生压力性损伤的危险性越高。评分≤14分，提示有发生压力性损伤的危险。改良版Norton量表增加了食物摄入和液体摄入2项评估内容，量表共7个条目，总分为7～28分，＜21分被认为有发生压力性损伤的危险，但是改良版Norton量表在临床的应用相对较少。

表5-25 Norton压力性损伤风险因素评估量表

项目	评分			
	4分	3分	2分	1分
身体状况	良好	一般	不好	极差
精神状态	思维敏捷	无动于衷	不合逻辑	昏迷
活动能力	可以走动	需协助	坐轮椅	卧床
灵活程度	行动自如	轻微受限	非常受限	不能活动
失禁情况	无失禁	偶有失禁	经常失禁	二便失禁
总分				

（二）评估注意事项

1. 评估时注意保护老年人隐私。

2. 评估时不仅需关注压力性损伤的识别与分期，还应进行相关危险因素的评估。

3. 对于有压力性损伤风险的老年人应进行动态评估，并指导照护者在日常照护过程中进行皮肤观察的要点。

三、压力性损伤管理

（一）压力性损伤的预防

控制压力性损伤发生的关键在于预防，预防的关键是去除危险因素。

1. 保护皮肤，避免外界机械力作用 长期卧床老年人应避免局部长期受压，定时更换卧位是预防压力性损伤最有效的方法。受压部位可使用减压敷料进行保护。采用正确方法协助老年人改变体位，避免摩擦力和剪切力，切忌采用强行拖、拉、拽等动作。使用石膏、绷带、夹板固定时注意衬垫平整、柔软、松紧适宜，观察局部皮肤和肢端皮肤颜色变化。

2. 避免局部理化因素的刺激 注意保持皮肤清洁、干燥，避免潮湿及排泄物的刺激。对于大小便失禁、出汗及分泌物多的老年人要及时清洁皮肤，清洁后可涂擦润肤剂保持皮肤的湿润。注意保持床单及被褥整洁、干燥、无碎屑，严禁让老年人直接卧于橡胶单或塑料布上。

3. 促进局部血液循环

（1）关节活动度练习 对长期卧床或活动障碍的老年人，每日应进行主动或被动的关节运动，以维持关节的活动性和肌肉的张力，促进肢体的血液循环。

（2）温水擦浴和局部按摩 温水擦浴不仅能够清洁皮肤，还可刺激皮肤血液循环。擦浴时水温不宜过高，以免损伤皮肤。老年人变换体位后，局部受压部位可进行适当按摩，改善该部位血液循环。但需注意对已存在软组织损伤的部位不可进行按摩，以免加重损伤。

4. 改善机体营养状况 营养不良可促进压力性损伤的发生，并影响压力性损伤愈合。对具有压力性损伤风险的老年人应给予高蛋白、高维生素、高热量饮食，保证食物摄入均衡。及时补充维生素（维生素A、维生素C、维生素B_1、维生素B_6）和微量元素（锌），可促进伤口愈合。

5. 健康教育 指导老年人与照护者掌握压力性损伤的发生、发展、预防和护理的相关知识，引导其共同参与压力性损伤的预防。

（二）压力性损伤的处理

对于已经发生的压力性损伤，应根据分期及具体情况进行相应处理。1期压力性损伤具有可逆性，通过合理的照护可使1期压力性损伤痊愈。其中最关键的措施是减压，应加强翻身，至少每2h为老年人翻身一次。2期及以上压力性损伤情况较为复杂，不同情况的皮肤损伤所采取的处理措施各不相同，往往需要专业人员进行治疗与处理。照护者可咨询相关专业人员，遵循专业人员的指导进行处理。

实训5-9 压力性损伤评估训练

通过本案例的实践与分析，掌握老年人压力性损伤评估的内容及方法、Braden危险因素评估量表的使用，并思考、分析评估中的注意事项。

案例设计

张奶奶，85岁，因失语、卧床不起、大小便失禁7天入住养老机构。入住前7天，出现四肢无力，卧床不起，吞咽障碍，不能进食，大小便失禁。

请用Braden危险因素评估量表对张奶奶进行压力性损伤风险评估。

【实训目的】

1. 掌握Braden危险因素评估量表的内容及使用方法。
2. 根据Braden危险因素评估量表评估结果确定其风险程度。
3. 培养学生尊重、关心老年人的品质，并注意保护老年人的隐私。

【实训准备】

1. 环境准备 安排适宜的评估场所，环境安静、舒适，避免无关人员在场。

2. 用物准备 评估工具，可采用Braden危险因素评估量表。

3. 操作者准备 衣帽整洁，仪表端庄，复习本节相关内容，掌握老年人相关信息。

4. 老年人/标准化患者准备 理解评估目的与意义，主动配合。

【操作流程】

1. 教师介绍压力性损伤评估的目的与要求，用预先设立的标准化患者向学生示范Braden危险因素评估量表的使用方法。

2. 学生分组练习，每组同学对标准化患者开展评估，重点练习Braden危险因素评估量表的条目细节。

3. 教师巡回指导学生完成对标准化患者的评估，并指导学生对标准化患者的评估结果进行压力性损伤危险程度分析。

【实训评价】

实训结束后，学生以小组为单位汇报实施过程中的体会与收获。教师点评，评价在对标准化患者的评估过程中出现的问题，对老年人人文关怀是否到位，危险情况分析是否准确。

【实训作业】

学生独立完成一份对于老年人的压力性损伤评估。

1. 通过评估，确定该老年人是否存在压力性损伤的风险。

2. 确定压力性损伤的风险因素。

3. 依据评估结果，拟定照护压力性损伤老年人的观察内容及照护要点，并进行预防压力性损伤的指导。

第12节 晕　　厥

案例5-12

王爷爷，75岁。入住养老机构期间在咳嗽剧烈时出现一过性眼前发黑，数秒后自行缓解。今天早晨剧烈咳嗽后出现一过性意识丧失、双眼发直，无肢体抽搐、二便失禁、牙关紧闭等。持续2min后王爷爷意识恢复，对发病过程不知，未诉特殊不适。既往高血压20年，最高血压170/100mmHg，服用苯磺酸氨氯地平片降压治疗，血压稳定。

问题：1. 对于案例中王爷爷应进行哪些方面的评估？通过评估发现王爷爷出现了什么情况？

2. 照护人员在照护过程中该如何预防该情况的发生？

一、概述

（一）定义

晕厥是短暂的发作性和自限性意识丧失及肌张力丧失。其特点为发生迅速、一过性、自限性并可自行恢复。老年人的晕厥往往由多种因素相互作用引起。

（二）临床表现

晕厥发作前多存在某些诱因，如疼痛、恐惧、紧张、劳累、排尿、体位改变、用药、剧烈咳嗽等。晕厥发生前数分钟通常会存在某些先兆症状，表现为乏力、头晕、恶心、面色苍白、大汗、视物不清、恍惚、心动过速等。当晕厥发作时表现为意识丧失，常伴有血压下降、心动过缓、面色苍白，有时可伴有尿失禁。晕厥恢复后可出现短暂后遗症状，如头晕、意识模糊、腹部不适、恶心、呕吐及乏力等，经休息后症状可完全消失。

二、晕厥的评估

（一）原因

产生晕厥的原因很多，但大多与暂时性脑缺血关系密切。

1. 直立性低血压性晕厥　从卧位改变为直立位时因血压迅速下降导致脑血流量不足而出现短暂意识丧失。多由血压骤降所引起，常见于服用高血压药物的老年人。

2. 咳嗽性晕厥　剧烈咳嗽时发生的晕厥，多见于患有呼吸系统疾病的老年人。晕厥多发生在咳嗽的瞬间，其原因是剧烈咳嗽时胸腔压力突然增加，静脉血回心受阻，心排血量骤降，加上咳嗽时血中二氧化碳张力降低，脑血管阻力增加，使脑血流量降低而发生晕厥。

3. 排尿性晕厥　多发生在晨尿时，少数人也可能发生在非晨尿或排便后。晕厥前无任何前兆，在排尿即将结束或已结束时，突然意识丧失晕倒在地，短时间可苏醒。排尿性晕厥可能与尿液排空后膀胱快速收缩，腹压突然下降，回心血量显著减少，导致血压骤降，引起一过性脑缺血有关。

4. 低血糖性晕厥　血糖低于2.8mmol/L时出现严重低血糖反应。血糖过低可引起交感神经高度兴奋，交感-肾上腺素大量释放，出现心慌、头晕、手抖、出冷汗、面色苍白，甚至晕厥，救治不及时可危及生命。

5. 血管神经性晕厥　也称血管迷走性晕厥，诱因很多，如在原地静站过久，长时间处于闷热环境中，过度疲劳，过度饥饿，剧烈疼痛，过强的精神刺激，恐惧，焦虑等，反射性地引起心脏和全身小血管扩张，回心血量减少，血压骤降，脑供血暂时减少而发生晕厥。患者倒地后脑供血增加，神志逐渐恢复。

6. 颈动脉窦性晕厥　也称颈动脉窦过敏症或颈动脉窦综合征。晕厥发生多与头颈突然转动，刺激或压迫颈动脉窦有关。常发生在猛回头、领带过紧、刮脸压迫颈部时，刺激了颈动脉窦，反射性引起迷走神经高度兴奋，导致心动过缓或心搏骤停，血压下降，脑部瞬间缺血。

7. 心源性晕厥　部分不能解释的晕厥患者中，多数存在隐性窦房结病变、心脏传导异常和可诱发的室性心律失常。心律失常可继发于原发心血管疾病，如冠心病、心肌梗死和心肌病等。严重的主动脉瓣狭窄、梗阻性肥厚型心肌病，也是晕厥的主要原因。

8. 药物性晕厥　老年人往往存在多重用药，某些药物可引起心动过缓、心动过速、直立性低血压、血管抑制等。药物与晕厥之间具有因果关系，引起晕厥的药物以心血管系统药物、解热镇痛药和抗菌药物多见。

（二）病史

详细询问病史对于晕厥的识别具有极其重要的意义。病史可帮助鉴别真正的晕厥和伴有意识丧失或类似意识丧失的其他情况。可发生类似晕厥情况的疾病包括代谢疾病引起的意识障碍（低氧血症、过度通气导致的低碳酸血症、低血糖）、癫痫、中毒、虚脱、短暂性脑缺血发作等。一般应从以下几个方面进行病史采集。

（1）关注晕厥发作的表现。如存在痉挛、咬舌或尿失禁，可能为癫痫。发作后是否出现意识模糊（或嗜睡）和丧失意识时间的延长，可有助于区分是神经系统原因还是心血管系统原因引起的晕厥。

（2）是否存在诱发因素，如紧急排便或排尿，咳嗽或吞咽。

（3）是否使用可引起晕厥的相关药物。如眼科使用的β受体阻滞剂可能引起心动过缓。抗高血压药、血管扩张药、利尿剂可能引起血压降低（尤其是直立性低血压）。抗胆碱能药物会引起心律失常。

（4）晕厥是否由穿紧领衣服和颈部悬挂物品引起。

三、晕厥管理

（一）预防措施

明确晕厥的病因，对病因进行针对性的预防和干预，是减少晕厥发作的有效措施。但对于某些病因不明确的晕厥，则应针对导致脑组织低灌注的发病机制进行预防和治疗。

1. 直立性低血压性晕厥　是老年人常见的晕厥类型。对于此类老年患者建议做到“三步起身法”，即睡醒后不要马上起床，在床上休息片刻再坐起；坐起后休息片刻再站立；站立后休息片刻再行走，可减少直立性低血压性晕厥的发生。

2. 咳嗽性晕厥 易发生咳嗽性晕厥的老年患者咳嗽时应保持合适力度，不可过度用力。如感到咽部不适发痒，需控制咳嗽，通过发出长音，改善咽部出现的不适感。

3. 排尿性晕厥 为防止排尿性晕厥，睡前限制饮水，入睡前排空膀胱，夜间不要憋尿。排尿时最好采用坐式便池，排便后应缓慢起身，起身后稍站片刻再行走。

4. 低血糖性晕厥 患有糖尿病的老年人，应避免空腹进行剧烈运动。一旦发生低血糖反应，立即进食糖果、饼干等食品。如出现意识不清，应立即平卧，请求帮助。

5. 血管神经性晕厥 此类晕厥患者应早发现、早预防。有头晕不适等表现时，立即平卧，抬高双腿，并转移至空气通畅的地方；对于容易发生血管神经性晕厥的老年人，应注重加强日常锻炼，并避免发生过度劳累、过度饥饿及过于激动等情况。

6. 颈动脉窦性晕厥 对于颈动脉窦过敏、颈动脉硬化及颈椎骨质增生患者，要注意转头要慢，系领带不要过紧，不要穿高领衣服。

7. 心源性晕厥 此类晕厥是由于心排血量突然减少导致脑缺血所诱发。患者应熟知自己的病情，随身携带必要的急救药品，避免情绪激动、突然用力、寒冷等诱发因素。

8. 药物性晕厥 老年患者多存在多重用药，药物的不良反应或药物的协同作用可引起药物性晕厥。老年人需注意合理选择药物，谨慎联合用药，遵医嘱服用药物，切不可自行增减药物剂量或自行停药。

（二）处理

1. 一般处理 将晕厥者置于仰卧位或下肢抬高位，增加脑血流量。松解紧身衣服，头转向一侧，以免舌后坠堵塞气道。如体温低加盖毛毯保暖。

2. 保持呼吸道通畅 有条件者可给予低流量吸氧。

3. 低血糖性晕厥 发生低血糖应立即平卧，进食相当于含有15g葡萄糖的食物，使血糖快速回升到正常范围。必要时通知医务人员。

4. 心源性晕厥 需积极处理，预防猝死的发生。

大部分晕厥患者预后良好，但需系统检查明确晕厥原因。决定老年人晕厥预后的因素除原发病以外，还有晕厥后所引起的并发症，如跌倒、骨折、创伤、出血和感染等。

第13节 帕金森综合征

案例5-13

张爷爷，71岁。5年前因肢体震颤就诊，诊断为帕金森综合征，1年前社会功能逐渐减退，少语，不愿与他人交流，肢体震颤发展至全身，伴运动障碍。半年前入住某养老中心，近一周进食困难并频繁出现晕厥。

问题：1 对于案例中的老年人应进行哪方面的评估？评估中的注意事项有哪些？

2. 评估人员在评估过程中应注意哪些要点？

一、概述

（一）帕金森病

帕金森病（Parkinson disease，PD）又称震颤麻痹，是一种进展性的中枢神经系统变性疾病。基底节，尤其是黑质变性，多巴胺的合成减少，多巴胺与乙酰胆碱的平衡失调，乙酰胆碱的兴奋作用相对增强。主要病理特征是黑质多巴胺能神经元变性死亡和脑干神经元内α突触核蛋白积聚形成路易体。临床表现有锥体外系症状和体征，如静止性震颤、肌强直、面部僵化、姿势和步态异常。

（二）帕金森综合征

1. 定义　一组类似于帕金森病表现的以震颤、肌强直、运动迟缓和姿势不稳等症状为特点的临床综合征。大多数有明确的病因，如血管病、脑外伤、感染后、药物和毒物等。

2. 分类

（1）继发性帕金森综合征　主要分为药物性、血管性、中毒性、代谢性、肿瘤性、脑炎后和脑外伤性，仔细询问病史及相应的辅助检查，一般较易诊断。

（2）帕金森叠加综合征　包括多系统萎缩、进行性核上性麻痹、路易体痴呆和皮质基底节变性。

（3）遗传性帕金森综合征　主要有亨廷顿病和肝豆状核变性。

3. 临床表现

（1）运动症状　运动迟缓、静止性震颤、肌强直和姿势反射障碍，是帕金森病和帕金森综合征的核心表现。

（2）非运动症状　认知情绪障碍、睡眠障碍、二便异常、疼痛、疲劳等。

（3）其他伴随症状　可查出明确病因，有其他疾病症状表现。

二、帕金森综合征的评估

（一）评估原则

由于帕金森综合征是进展性退行性疾病，需根据其疾病的分期和健康状况进行动态科学的评估。同时，因其临床表现与多种疾病类似，需要与其他疾病进行鉴别。帕金森综合征的评估主要通过询问病史、体格检查、辅助检查、问卷等对老年人的患病风险、疾病分型分期、运动功能等进行综合评估。

需要强调的是，作为神经系统退行性疾病，帕金森综合征的诊治注重全程管理的理念，注重早期预警和诊断。早期治疗需采取非药物治疗和药物治疗相结合的方式，以达到疗效最佳，维持时间更长，而副作用和并发症发生率更低的目标；中晚期由于患者疾病本身进展及药物副作用或运动并发症，应着重改善患者运动症状、妥善处理一些运动并发症和非运动并发症。

（二）常用筛查与评估工具

帕金森综合征的筛查与评估工具主要包括帕金森综合征风险的快速筛查问卷、帕金森病Hoehn-Yahr（HY）分期量表、统一帕金森病评定量表（unified Parkinson disease rating scale，UPDRS）和相关健康状况评估工具。本部分主要介绍较为成熟、常用，普适性较强的评估工具。

1. 帕金森综合征风险的快速筛查问卷　该问卷为国际通用的帕金森综合征快速筛查工具，用于帮助老年人尽早筛查帕金森综合征征兆。该问卷包括9个问题，评估对象回答“是”计1分，回答“否”不计分，总分超过3分，建议被测试者做进一步的检查（表5-26）。

表5-26　帕金森综合征风险的快速筛查问卷

序号	筛查问题	选项	得分
1	您从椅子上起立是否有困难	□是□否	
2	您写的字和以前相比是不是变小了	□是□否	
3	有没有人说您的声音和以前相比变小了	□是□否	
4	您走路是否容易跌倒	□是□否	
5	您的脚是不是有时候突然像黏在地上一样抬不起来	□是□否	
6	您的面部表情是不是没有以前那么丰富了	□是□否	
7	您的胳膊或者腿是否经常颤抖	□是□否	
8	您自己系扣子或系鞋带是否感到比较困难	□是□否	
9	您走路时是不是脚拖着地走小步	□是□否	

2. 帕金森病Hoehn-Yahr（HY）分期量表 可对疾病严重程度进行粗略分期。其中早期指HY1～2级，中期指HY3～4级，晚期指HY5级（表5-27）。

表5-27 Hoehn-Yahr（HY）分期量表

1级：单侧肢体疾病
1.5级：单侧肢体合并躯干（轴）症状
2级：双侧肢体症状但无平衡障碍
2.5级：轻度双侧肢体症状，能从后拉测试中恢复
3级：轻至中度双侧症状，不能从后拉测试中恢复，姿势不稳，转弯变慢，许多功能受到限制，但能自理
4级：重度病残，不需要帮助仍能站立和行走
5级：坐轮椅或卧床，完全依赖别人帮助

3. 统一帕金森病评定量表 MDS统一帕金森病评定量表（MDS unified Parkinson disease rating scale，MDS-UPDRS），可对疾病严重程度进行全面和详细的评定，是目前国际上普遍采用的、使用最广泛的量表。包括四个部分：日常生活非运动症状13项，0～52分；日常生活运动症状13项，0～52分；运动功能检查16类33项，0～132分；运动并发症3类6项，0～24分，总分260分。

4. 相关健康状况评估工具 健康状况的评定是对患者采用各专项针对性量表进行综合评估的过程，主要包括如下内容。

（1）运动功能障碍的评定 躯体运动功能障碍、言语障碍、吞咽障碍及流涎。

（2）非运动功能障碍的评定 认知功能障碍、情绪障碍、睡眠障碍、疼痛、直立性低血压、二便障碍、疲劳。

（3）日常生活活动能力评定 基本日常生活活动能力、工具性日常生活活动能力。

（4）社会参与能力和生活质量评定。

三、帕金森综合征管理

（一）帕金森综合征预防措施

1. 科学的生活方式，良好的生活习惯。
2. 合理膳食，均衡营养。
3. 适当运动。
4. 保持健康的心理状态
5. 防治各种慢病，如高血压、糖尿病、高脂血症等。
6. 避免接触对神经系统有害的毒物，如锰、汞、一氧化氮、氰化物等。
7. 避免使用可诱发帕金森病的药物，如利血平、氯丙嗪、氟哌啶醇等。
8. 了解疾病相关知识，若有相关症状，及时就医，做到早发现、早诊断、早治疗。

（二）帕金森综合征干预措施

1. 综合治疗 帕金森综合征会先后或同时出现运动症状和非运动症状，因此，要采取全面综合治疗措施。

2. 多学科治疗模式 包括药物治疗、手术治疗、运动治疗、肉毒素治疗、运动疗法、心理干预、照料护理等。药物治疗是全程的首选手段，手术治疗是补充手段，肉毒素治疗主要控制局部的肌张力障碍和痉挛，运动疗法、心理干预、照料护理主要是根据疾病进展过程中出现症状的情况灵活应用，适用于治疗全程。

3. 全程管理 目前对于帕金森综合征只能改善症状，不能阻止病情发展，尚不能完全治愈，因此需要进行全程长期管理，以达到长期获益。

链 接　人工智能及移动技术在帕金森综合征管理中的应用

（1）远程医疗　就诊方便，增加医患间的互动频率，有助于医生全程、全面评估病情从而指导治疗，但对网络要求较高。

（2）可穿戴设备　一是可实时对症状进行客观评估与监测，便于准确评估病情和制订个体化方案；二是可作为辅助治疗手段，改善生活质量，如防抖勺辅助进食。

（3）虚拟现实技术　可用于康复训练，但需要对场所进行选择。

第14节　多重用药

案例5-14

李奶奶，65岁，5年前患上了高血压，刚开始吃了一段时间降压药，发现自己的血压降到了正常值，以为已经治愈，便自行停药。一个星期后，她开始出现头晕症状，收缩压升至160mmHg，又开始服药。今天出现自行加量不能控制血压的情况，于是打电话到社区卫生服务中心进行咨询。

问题：1. 对于案例中的老年人应进行哪方面的评估？评估中的注意事项有哪些？

2. 评估人员在评估过程中应注意哪些要点？

一、概述

（一）定义

多重用药目前尚无公认的定义，通常指患者在接受药物治疗时，使用了一种潜在的不适当药物或者同时服用了5种及以上的药物，常见于老年人群。多重用药不仅包含药物使用的数量，也包括药物之间的相互作用及其产生的不良反应等。老年人大多同时罹患多种慢性疾病，需同时服用多种药物，做好老年人多重用药管理，对于降低药物不良反应，提高老年人生活质量具有重要意义。

（二）多重用药的危害

1. 药物合用影响药物疗效，增加药物不良反应，如使用非甾体抗炎药可出现消化性溃疡、出血，使用抗凝剂可并发出血等。

2. 药物相互作用风险随合并药物数量的增加而增加。

3. 降低用药依从性，增加药品错服、漏服的发生率。

4. 增加老年患者发生其他疾病的风险，老年人多重用药易引起意识混乱，导致谵妄，有些药物如降压药、利尿剂、助眠药可增加跌倒的风险。

5. 不适当用药可增加医疗费用，影响老年人的生活质量。

（三）常见原因

1. 多病共存，需服用多种药物治疗。

2. 同一疾病可能同时使用几种药物，包括中西药合并，交叉使用医生和药师推荐的药物。

3. 缺乏正确用药的知识，包括随意调整用药的剂量和种类，如感冒时喜欢自行加服抗病毒药和（或）抗生素。部分老年人认为输液或注射的效果比口服药物好，经常选用输液或注射等用药方式。

4. 滥用各种偏方、保健品、滋补品等。

5. 由于视力、理解能力等下降，不能正确理解用药指示，出现“漏服”“错服”“重复服”，导致用药风险。

链 接 多重用药的种类

多重用药又分为适当多重用药和不适当多重用药。

（1）适当多重用药 老年人由于多病共存，为了改善治疗效果，降低发病率和死亡率，需接受多种药物治疗，如糖尿病、高血压等一些慢性病在临床诊疗指南中推荐多种药物联合治疗，以增强治疗效果，减少药物的不良反应和药物毒性。

（2）不适当多重用药 指在用药时存在过度或不适当的处方用药风险，可能对老年人会造成某些潜在的不良临床后果，如药物不良反应、药物与药物间的相互作用、增加药物中毒概率。

因此在老年人的多重用药管理过程中要注意对不适当多重用药的关注和预防。

二、多重用药评估

多重用药问题相当复杂，老年人用药前需充分评估病史，做好体格检查及辅助检查，根据个体的特征采取个性化的药物指导及管理，同时应充分调动老年人的主观能动性，提高家属及照顾者的安全用药意识，在医生的指导下，共同参与药物管理，正确用药、正确监测。

目前关于老年人多重用药评估主要用ARMOR评估工具，其是国际上应用较多的多重用药评估工具。关于用药的评估还包括用药适当性评估工具等，本部分主要介绍相关度更高的ARMOR评估工具。

ARMOR评估工具是运用有系统、有组织、阶梯式的方式来评估老年人多重用药，并以多重用药者的功能状态及功能恢复和维持作为成果目标，来进行评估和体检。

1. A=评估（assess）患者所用的所有药物尤其是具有潜在不良后果的药物

（1）β受体阻滞剂。

（2）抗抑郁药。

（3）抗精神病药物。

（4）其他精神类药物。

（5）镇痛药。

（6）Beers标准中所列的其他药物。

（7）维生素和保健品。

2. R=审查（review）可能存在的问题

（1）药物与药物的相互作用。

（2）疾病与药物的相互作用。

（3）体内药物药效学的相互作用。

（4）功能状态的影响。

（5）亚临床药物不良反应。

（6）权衡个人用药的益处胜过对主要身体功能（如食欲、体重、疼痛、情绪、吞咽、活动水平）的影响。

3. M=最大限度地减少（minimize）不必要的药物

（1）停止明显缺乏药物使用适应证证据的药物。

（2）停止其风险大于受益或具有对主要身体功能（如食欲、体重、疼痛、情绪、吞咽、活动水平）有高潜力的负面影响的药物。

4. O=优化（optimize）治疗方案

（1）去掉重复用药。

（2）通过肾小球滤过率来调整经肾脏清除的药物的剂量。

（3）调整经肝脏代谢的药物的剂量。
（4）通过监测血糖及糖化血红蛋白值来调整口服降糖药物。
（5）考虑逐步减少抗抑郁药的剂量。
（6）通过达到目标心率优化β受体阻滞剂方案。
（7）通过监测心脏起搏器来调整β受体阻滞剂的剂量。
（8）根据国际标准化比值（INR）的指导方针及可能出现的药物相互作用来调整抗凝剂。
（9）根据游离苯妥英钠水平来调整惊厥药物剂量。

5. R=重新评估（reassess）用药相关情况

（1）功能状态 定时起床和步行测试；基本日常生活活动能力，工具性日常生活活动能力。
（2）认知状态。
（3）服药依从性。

三、多重用药管理

（一）老年人选药原则

1. 先明确诊断，后对症用药；先老药，后新药；先非药物疗法，后药物疗法。
2. 慎用或不用敏感药物。
3. 不滥用维生素、抗生素、滋补药或抗衰老药。

（二）老年人用药原则

1. 个体化原则 给药剂量个体化；给药方案个体化。

2. 小剂量原则 小剂量开始，逐渐达到适宜的个体最佳剂量。

3. 少而精原则 在保证疗效的情况下，减少联合用药数量，优选相互作用少的药物。

4. 最佳服药剂量和时间 遵从各所选药物的最佳服药剂量和时间，延长联合用药的时间间隔。

5. 用药简单原则 药物种类≤5种，尽量选择长效制剂。

6. 用药减量原则 60～80岁的老年人，其用药剂量通常为成人剂量的3/4～4/5，＞80岁的老年人的用药剂量通常为成人剂量的1/2。

7. 用后监测原则 密切观察不良反应。

8. 饮食调节原则 戒烟限酒；患有糖尿病、高血脂、痛风等疾病的老年人同时应注意饮食调节。

9. 人文关怀原则 及时关心老年人服药问题，可在用药前帮助其准备白开水；对于吞咽困难的老年人，必要时可将药物进行研磨；对记忆力不好的老年人，可使用提醒工具，提醒老年人服药，以防止漏服。

（三）家庭用药指导

1. 家庭药品选购的一般原则

（1）选药要正确，不盲目随从广告。一定要在医生的指导下，根据老年人的患病情况、体质、经济状况等综合考虑，和医生共同选择最适合的药物。指导老年人及其照护者避免随意自我药疗。不宜凭自己的经验自作主张，随便联合用药，包括处方药、非处方药物、中草药、食品添加剂和各类保健品。不要轻信民间“偏方”“秘方”。

（2）购买正规渠道供应的药品。尽量选择医院或连锁药房等有药品经营许可证的场所购药，特别是抗生素等处方药品一定在驻店药师或临床医生的指导下选购，并要求药店开具票据，一旦出现问题能够溯源。

（3）学会判断真假药。假冒伪劣的药品，肉眼就可从外观上看出差异，同一批假药的药片厚薄会明显不均匀。

2. 家庭用药管理

（1）用药前应仔细查看药品标签或说明书。外用药品相关信息可用红色标签或红色笔书写于醒目位置，以便区分，防止误服。

（2）注意药品的有效期，定期清理家中常备的药品，包括过期、长期不使用的药品。

（3）药物的存放：易混淆的药品分开存放；内服药与外用药分开存放；药物必须存放在避光、干燥、密封、阴凉处，某些特殊药品需要冷藏保存于冰箱内；中药材不宜放在冰箱中储存；药品存放数量、种类不宜过多，一般家庭备一些常用的急救药。

（4）老年人及其照护者均应提高安全用药的意识，最大限度地减少多药联合给身体带来的药源性损害。

自 测 题

选择题

1. 关于老年人跌倒下列不正确的是
   A. 多数发生在室内
   B. 是老年人死亡的常见原因
   C. 是老年人最常见的问题之一
   D. 可通过减少运动预防
   E. 跌倒的危险因素众多
2. 老年人最常见的意外事故为
   A. 噎呛　B. 跌倒　C. 疼痛
   D. 烫伤　E. 冻伤
3. 王奶奶，71岁，早晨上台阶时，摔倒在地（臀部着地），不能站立和行走，自感局部剧痛，神志尚清楚，随即将其送往医院。平素视力不好，最近未服用药物，患类风湿关节炎20年，颈椎病5年，曾跌倒1次。对该老年人进行护理时，下列不合适的是
   A. 为避免老年人再跌倒，指导老年人尽量减少活动
   B. 必要时，鼓励老年人使用拐杖
   C. 协助医生确定老年人损伤情况、积极治疗老年人的颈椎病和类风湿关节炎
   D. 指导其家属改善老年人的居住状况
   E. 根据情况予以康复训练
4. 张奶奶，75岁，体型肥胖，平素不喜运动。2年前因行走后左膝感觉疼痛到医院检查，诊断为“骨关节炎”。1天前外出时站立不稳跌倒，头部着地，送至医院治疗。你认为张奶奶跌倒的原因为
   A. 生理因素　B. 病理因素
   C. 药物因素　D. 心理因素
   E. 社会因素
5. 老年人饮食不应
   A. 饮食多样　B. 少吃甜食
   C. 限制食盐　D. 过多饮酒
   E. 多吃蔬菜
6. 老年人营养不良的临床表现不包括下列哪项
   A. 体重下降和逐渐消瘦
   B. 精神亢奋
   C. 活动能力下降
   D. 肌肉力量减弱
   E. 精神状态欠佳
7. 应用微型营养评价量表对一位老年人进行评估，当得分为多少分时考虑其存在营养不良
   A. 8～11分　B. 12～14分
   C. ＞14分　D. ≤7分
   E. 3～7分
8. 体重指数（BMI）是评估营养状态很重要的指标，当BMI为多少时，提示营养不良
   A. 24～26.9kg/m^2　B. ≥24kg/m^2
   C. 18.5～23.9kg/m^2　D. ＜20.0kg/m^2
   E. ＜16kg/m^2
9. 李爷爷，日常明显动作缓慢，工具性日常生活活动需要帮助，衰弱等级属于
   A. 轻度衰弱　B. 中度衰弱
   C. 严重衰弱　D. 健康
   E. 极重度衰弱
10. 下列哪项不属于衰弱的危险因素
    A. 遗传因素　B. 生长发育
    C. 共病　D. 跌倒
    E. 多重用药
11. 应用Fried衰弱综合征标准，具备表中5条中3条及以上考虑为
    A. 衰弱后期　B. 无衰弱健康老年人
    C. 衰弱前期　D. 衰弱综合征
    E. 极重度衰弱
12. FRAIL量表中不包括以下哪项
    A. 疲乏
    B. 阻力增加/耐力减退
    C. 自由活动下降
    D. 握力
    E. 多种疾病共存
13. 肌少症筛查内容正确的陈述是
    A. 肌少症筛查对象是60岁及以上老年人

B. 每2年做一次肌少症筛查
C. 患者入院后常规做肌少症筛查
D. 躯体功能降低的老年人每半年应筛查肌少症
E. 每个月对社区老年人进行一次肌少症筛查

14. 简易5项评分问卷得分结果大于等于多少为肌少症发生风险增加
A. 1分　B. 2分　C. 3分
D. 4分　E. 5分

15. 肌少症的评估内容错误的陈述是
A. 四肢骨骼肌量是肌肉量评价的重要指标
B. 肌肉力量最常用的评估指标是膝关节屈伸力量评估
C. 躯体功能常用的评估方法有日常步速、简易体能状况量表、起立-行走计时测试等项目
D. 手部握力评估推荐使用液压式握力器
E. 手部握力评估建议测量惯用手

16. 以下对简易体能状况量表陈述错误的是
A. 是一种综合性测试工具。
B. 包含重复性椅子站立、平衡测试2个部分
C. 评估结果以0～12分表示个体的体能水平，分数越高者体能越好
D. 该量表评估老年人步态、力量强度和耐力、平衡能力
E. 包含重复性椅子站立、平衡测试、步行测试3个部分

17. 目前使用最广泛、最有效的谵妄筛查工具是
A. 简易精神状态检查量表
B. 谵妄评定量表
C. 3min谵妄诊断量表
D. 护理谵妄筛查量表
E. 蒙特利尔认知评估量表

18. 谵妄评定量表评估前需注意以下陈述错误的是
A. 评估前需对老年人进行认知功能评估
B. 可应用单词记忆力测验
C. 不需要了解老年人的短时记忆力
D. 评估前需进行注意力评估
E. 应进行动态评估

19. 使用谵妄评定量表评估意识水平，以下陈述错误的是
A. 容易被任何声音或触摸惊吓，眼睛睁大，神经质，过度警醒为“过度警觉”
B. 在评估过程中难以保持清醒状态，但可以通过声音或触摸唤醒为“嗜睡”
C. 唤醒容易为“昏睡”
D. 不能唤醒为“昏迷”
E. 意识水平包括5个级别

20. 谵妄激越行为的管理错误的是
A. 提倡TADA原则给予照顾
B. 老年人思维错误不要试图纠正
C. 采取保护性约束束缚老年人，以避免加重谵妄
D. 应转移其注意力，避免激惹老年人
E. 将刀、剪子、绳子等有伤害性的物品放于不易拿取处

21. 改良洼田饮水试验评定标准正确的是
A. Ⅰ级是能够5s内1次喝完30ml水，有呛咳
B. Ⅱ级饮水时间＞5s或分1次以上喝完，有呛咳
C. Ⅲ级能够5s内2次喝完，但有呛咳
D. Ⅳ级饮水时间＞5s，且需2次以上喝完，有呛咳
E. Ⅰ级是能够3s内1次喝完30ml水，有呛咳

22. 进食评估问卷调查陈述错误的是
A. 进食评估问卷调查有助于识别误吸的征兆、隐性误吸及异常吞咽的体征
B. 每项评分分级为5个等级，0分无障碍，4分严重障碍
C. 评分总分在≥4分为吞咽功能异常
D. 与饮水试验合用，可提高筛查试验的敏感性和特异性
E. 评分总分在≥3分为吞咽功能异常

23. 容积-黏度测试评估时注意事项正确的是
A. 进食时观察患者是否保持斜坡位
B. 黏稠度评估需先选择20ml进行
C. 可听诊器放在颈部通过吞咽声音来辅助判断是否有误吸
D. 食团清除能力判断需要进食后不说话
E. 进食前不要求老年人说话或发声

24. 某老年人自诉在咳嗽、打喷嚏、提重物时有尿液不自主从尿道流出，可考虑为其存在
A. 持续性尿失禁　B. 充溢性尿失禁
C. 急迫性尿失禁　D. 压力性尿失禁
E. 张力性尿失禁

25. 应用国际尿失禁咨询委员会尿失禁问卷表简表（ICI-Q-SF）对某位老年人进行评估，得分为9分，提示该老年人尿失禁的程度是
A. 正常　B. 轻度尿失禁
C. 中度尿失禁　D. 重度尿失禁
E. 极重度尿失禁

26. 预防便秘，每天膳食纤维的摄入量至少达到多少
A. 15g　B. 25g　C. 35g
D. 45g　E. 55g

27. 开塞露、甘油栓、肥皂栓等在使用时取左侧卧位，将药物纳入肛门，保留多少分钟后排便
A. 5～10　B. 3～5　C. 10～15
D. 15～20　E. 20～25

28. 每天定时排便，在晨起或餐后多长时间内排便为宜

A. 30min　B. 1h　C. 2h
D. 3h　E. 4h

29. 对于年老体弱、高血压、心力衰竭、动脉瘤等患者易使用液状石蜡、麻仁丸等温和类药物，一般在什么时间服用
A. 晨起或餐后1h　B. 晨起或餐后2h
C. 睡前2h　D. 睡前1h
E. 睡前3h

30. 关于失眠，以下表述错误的是
A. 指入睡时间≥60min
B. 指入睡时间≥30min
C. 夜间觉醒次数≥2次
D. 睡眠维持困难
E. 早醒

31. 以下哪项不是睡眠障碍的常见危险因素
A. 吸烟　B. 临睡前大量饮茶、抽烟
C. 抑郁　D. 白天运动
E. 饮酒

32. 以下哪项不是老年人睡眠障碍的临床表现
A. 早醒　B. 入睡困难
C. 入睡时间延长　D. 不宁腿综合征
E. 醒后难以再入睡

33. 关于匹兹堡睡眠指数量表，描述不正确的是
A. 了解被评估者近1个月的睡眠质量
B. 得分越高睡眠质量越好
C. 得分越低睡眠质量越好
D. 可以了解被评估者的睡眠效率
E. 可以了解被评估者的睡眠潜伏期

34. 慢性疼痛是指疼痛持续时间大于
A. 1个月　B. 2个月　C. 3个月
D. 6个月　E. 12个月

35. 数字评定量表中，中度疼痛是指分值为
A. 1～4分　B. 4～6分
C. 3～6分　D. 4～7分
E. 8～10分

36. 对认知障碍老年人疼痛评估推荐选用的评估量表为
A. 修订版Wong-Baker面部表情疼痛评估法
B. 数字评定量表
C. C-PAINAD
D. INS评定法
E. 以上均可使用

37. 老年人压力性损伤发生的危险因素不包括
A. 局部组织长期受压
B. 使用石膏绷带衬垫不当
C. 全身营养缺乏
D. 皮下脂肪增加
E. 受剪切力影响

38. 患者，女，70岁。2周前因高血压性脑出血导致肢体瘫痪。患者神志清楚，说话口齿不清，大小便失禁。护理人员协助患者翻身后，在身体空隙处垫软枕，其作用是
A. 促进局部血液循环
B. 降低局部组织所承受的压力
C. 降低空隙处所受压强
D. 减少皮肤的摩擦刺激
E. 降低剪切力

39. 以下哪项不是低血糖性晕厥的表现
A. 头晕　B. 出冷汗
C. 饥饿感　D. 面色潮红
E. 乏力、心悸

40. 长期处于闷热环境导致的晕厥属于
A. 药物性晕厥　B. 低血糖性晕厥
C. 排尿性晕厥　D. 血管神经性晕厥
E. 心源性晕厥

41. 帕金森综合征常见的症状不包括
A. 震颤　B. 强直
C. 动作迟缓　D. 认知障碍
E. 姿势反射障碍

42. 关于帕金森综合征的预防，错误的是
A. 良好的生活习惯　B. 适当运动
C. 心理健康　D. 生酮饮食
E. 防治各种慢病

43. 关于老年人选药原则错误的是
A. 先外用药，后内服药
B. 先中药，后西药
C. 先新药，后老药
D. 先老药，后新药
E. 先内服药，后注射药

44. 关于老年人用药原则错误的是
A. 个体化原则　B. 同质化原则
C. 用药简单原则　D. 用后监测原则
E. 小剂量原则

45. 老年人多重用药的原因不包括
A. 多病共存，同时服用多种药物
B. 同一疾病只使用一个医生的处方药物
C. 不能正确理解用药指示
D. 喜欢尝试各种秘方
E. 喜欢尝试各种保健品、滋补品

（王红艳　黄　艳　王　玫　杨术兰　李燕萍）

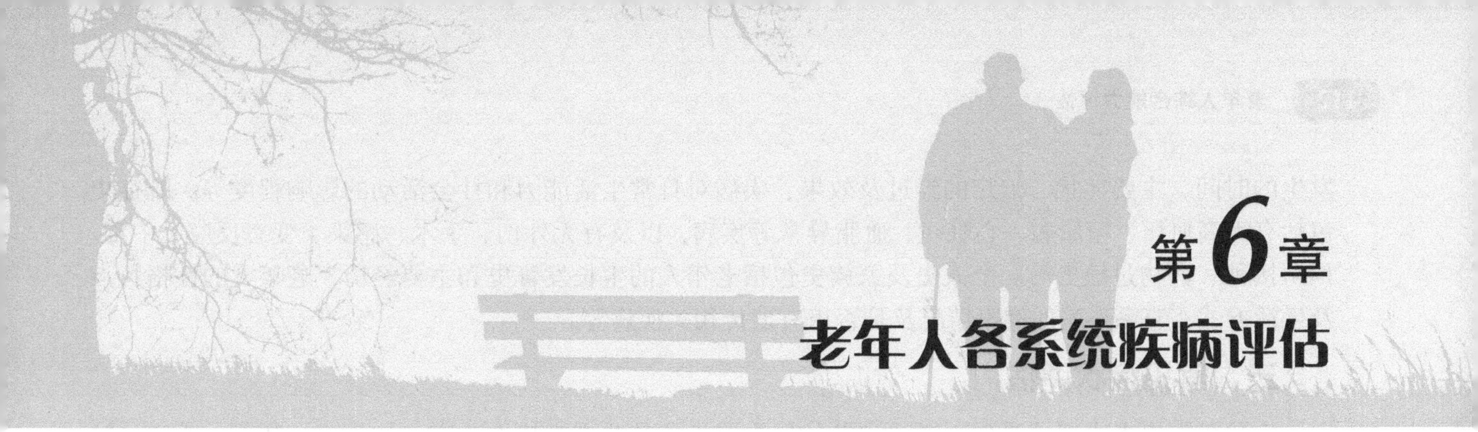

第6章 老年人各系统疾病评估

随着年龄的增长，人体各系统、器官、组织和细胞逐渐发生形态、功能等一系列退行性改变，严重影响老年人身心健康。相关从业人员应掌握老年人各系统老化改变及常见疾病与健康问题，为老年人提供全面准确的评估。

第1节　概　　述

案例 6-1

李爷爷，78岁。患有高血压、冠状动脉粥样硬化性心脏病、颈椎病、脑血管病、糖尿病，近期出现失眠、衰弱、情绪低落等。

问题：对案例中的老年人如何进行系统症状评估？

一、老年人疾病特点

老年人各个器官在形态和功能方面都会发生一定程度的改变，老年人疾病主要为慢性疾病，多病共存，症状不典型；同时老年人机体储备能力下降，适应能力降低，抵抗力弱，一旦有应激情况发生，容易导致功能迅速降低，预后极差。因此，对老年人进行全面、准确的评估尤为重要。

（一）慢性疾病

慢性疾病具有以下一个或者多个特征，包括持续时间长，可引起残疾，由不可逆的病理学改变所引起，需要特殊的训练来帮助恢复，或需要很长一段时间的监护、观察和护理。病程一般在6个月以上。老年人常见慢性疾病包括高血压、血脂异常、糖尿病或血糖升高、恶性肿瘤（不包括轻度皮肤癌）、慢性肺部疾病、肝脏疾病、冠状动脉粥样硬化性心脏病（冠心病）、脑卒中、肾脏疾病、消化系统疾病、情感和精神障碍、与记忆相关的疾病（如阿尔茨海默病、脑萎缩、帕金森病）、关节炎或风湿病、哮喘等。

（二）多病共存

随着年龄的增长，老年人的生理功能和机体储备能力逐渐下降、功能残障、患有多种慢性疾病，以及受到社会和家庭环境影响就会产生多病共存（简称“共病”）。共病指2种或2种以上慢性疾病共存于同一个老年人的现象。这些慢性疾病不仅包括老年人常见疾病（如高血压、冠心病、糖尿病等），还包括老年人特有的老年综合征或老年健康问题，如跌倒、衰弱、睡眠障碍、营养不良、尿失禁、谵妄、抑郁及药物成瘾等。共病在老年人群中十分常见，可导致老年人身体功能衰退、生活质量下降、医疗负担加重、残疾和死亡风险增加等。

（三）症状和体征不典型

由于老年人对疼痛及不适的敏感性降低，对疾病的反应也相对降低，症状和体征往往不典型，缺乏特异性表现，临床上易漏诊。

二、健康史评估

健康史评估包括对现病史、既往史、个人史及家族史的评估。现病史包括有无急慢性疾病、疾病发生的时间、主要症状、治疗的经过及效果、疾病对日常生活能力和社会活动的影响程度等。既往史包括有无高血压、糖尿病、心脏病、血脂异常等疾病，以及有无外伤、手术、感染、变态反应、中毒、预防接种、药物过敏史等。个人史及家族史包括老年人的生长发育史和主要经历，老年人的性格特点及生活方式，直系亲属的健康情况及是否患有遗传相关疾病等。

三、常见症状评估

症状是指患者主观感受到不适或痛苦的异常感觉或某些客观病态改变，如头痛、眩晕、恶心、咳嗽、胸痛、发热等。症状是健康史的重要组成部分。研究老年人症状的发生、发展、演变，以及由此而造成的身心两方面的反应，对形成护理诊断、指导临床护理监测起着重要的作用。

四、体格检查

体格检查是医生用自己的感官或辅助器具（如听诊器等）对患者进行的观察和检查。评估过程中，应注意避免交叉感染。评估前，应有礼貌地对老年人做自我介绍，并说明评估的原因、目的和要求，便于更好地取得老年人密切配合。评估结束应对老年人的配合与协作表示感谢。评估时光线应适当，室内应温暖，环境应安静；评估手法应规范轻柔；被评估的部位暴露应充分。评估要按一定顺序进行，避免重复和遗漏，避免反复翻动老年人。

老年人一般检查主要包括体温、脉搏、血压、身高、体重、腰围、体重指数、认知功能、情感、自理能力等。评估时室内温度应以22～24℃为宜，避免对老年人直接光线照射，安静，无干扰，注意保护隐私。评估时间应充裕。

（一）体温测量

目前常使用的体温计包括汞柱体温计、电子体温计、耳温枪、电子额温计等。本节以最传统的汞柱体温计测量体温为例。

1. 腋测法 ①检查前将体温计汞柱甩至35℃以下，擦干被检查者腋窝；②将体温计汞柱端放在一侧腋窝中央顶部，用上臂将体温计夹紧；③放置5～10min后取出并读数；④正常值为36～37℃；⑤如被检者因消瘦、上肢活动障碍等不能将体温计夹紧，用口测法测量（不能配合者不能用口测法）。

2. 口测法 ①检查前将体温计汞柱甩至35℃以下，被检者测量前10min内禁止饮热水和冰水；②将消毒过的体温计汞柱端置于舌下热窝，紧闭口唇，用鼻呼吸、勿咬体温计；③放置3min后取出并读数；④正常值为36.3～37.2℃。

注意：70岁以上老年人感染常无发热表现，如果午后体温比清晨高1℃，应视为发热。

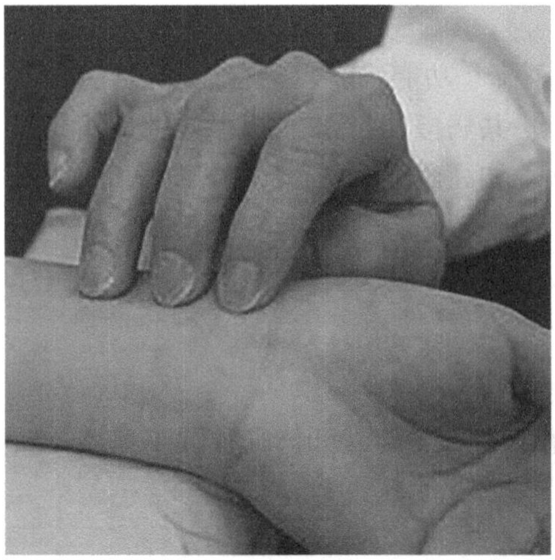

图6-1 脉搏测量

（二）脉搏测量

检查者将一只手示指、中指、环指并拢，指腹平放于桡动脉近手腕处，以适当压力触摸桡动脉搏动；数至少30s搏动次数，计算出每分钟搏动次数，若搏动不规则，需至少计数1min（图6-1）。

（三）呼吸测量

评估呼吸时应注意呼吸时的形态、节律及有无呼吸困难。老年人正常呼吸频率为16～25次/分，如老年人呼吸＞25次/分，可能是下呼吸道感染、充血性心力衰竭或其他病变的信号。

（四）血压测量

血压计包括汞柱血压计、电子血压计、腕式血压计等。

目前推荐使用经认证的上臂式医用电子血压计，血压计应定期校准。受检者应取坐位，双足平放在地面上，手臂放在桌面上，支撑应舒适，手掌向上，不能取坐位者可平卧，全身放松。血压计放在受检者上臂侧，大约心脏水平部位。袖带紧贴皮肤，松紧以能放进一个手指为宜，袖带下缘在肘关节前自然褶皱上方2～3cm处，使袖带气囊中心正好位于肱动脉的部位。袖带大小不合适或隔着衣服绑袖带都会影响血压测量的准确性。

（五）身高测量

被检者需免冠、脱鞋测量，以立正姿势站于身高计平板上，双足跟并拢，枕部、臀部、足跟三点紧靠标尺，双眼平视前方，身高计水平尺紧贴头部。测量足底至头顶的最大距离，以厘米（cm）为单位记录。

（六）体重测量

检查前将体重计矫正到零点。被检者穿单衣测量，自然平稳站立于体重计踏板中央，读数，以千克（kg）为单位记录。体重指数（BMI）：BMI=体重（kg）/[身高（m）]^2。

（七）腰围测量

被检者站立位，双脚分开与肩同宽，暴露腹部，放松腰带，均匀平静呼吸，检查者取被检者腋中线肋缘下最低点至髂嵴连线中点平面测量。注意测量尺的松紧程度，以测量尺与被检者皮肤之间能插入一指为宜。于吐气结束、吸气未开始时量取腰围，以厘米（cm）为单位记录。

五、辅助检查

辅助检查一般包括进行血常规、尿常规、肝功能（血清谷草转氨酶、血清谷丙转氨酶和总胆红素）、肾功能（血清肌酐和尿素氮）、空腹血糖、血脂[总胆固醇（TC）、三酰甘油、低密度脂蛋白胆固醇（LDL-C）、高密度脂蛋白胆固醇（HDL-C）]、心电图、腹部B超、粪便隐血试验、乙型肝炎病毒表面抗原、X线检查等。

第2节　循环系统评估

案例 6-2

孙奶奶，80岁。高血压病史20余年，血压波动在165/95mmHg至180/100mmHg，生气、失眠后会出现头晕、头痛等症状，未曾规律服用降压药。

问题：1. 对于案例中的老年人应进行哪方面的评估？

2. 评估人员在评估过程中应注意哪些要点？

一、循环系统老化表现

随着年龄增长，老年人心血管系统在解剖、组织结构及生理功能等方面均会发生老化改变，了解老年人循环系统老化表现，对老年相关从业人员准确评估，正确处理心血管疾病相关问题具有重要意义。

（一）心脏

1. 生理老化　老年人的心脏呈萎缩状态，随着年龄的增长，心排血量下降，心内膜与心瓣膜出现不同程度的纤维化、变厚、僵硬导致瓣膜变形，影响瓣膜的正常闭合，引发老年人心脏瓣膜疾病。

2. 功能老化　随着年龄的增长，心肌的兴奋性、自律性、传导性均降低，这些退行性变化导致心脏传导障碍，增加了老年人心律失常及心力衰竭的发生率。

（二）血管

1. 动脉老化 动脉是承载与运输全身营养物质的富有弹性的血管，随着年龄的增长，动脉内膜呈斑块状增厚甚至瘢痕等，血管老化加速，继而形成动脉粥样硬化，严重者可导致下肢动脉闭塞。同时血管弹性和顺应性降低，外周血管阻力增加，可导致血压升高。另外，因为血管的压力感受器敏感度降低，老年人在体位改变时可能出现血压下降，发生跌倒等意外。

2. 静脉老化 静脉血管壁的弹性会随着增龄而降低，从而导致全身静脉压降低，同时静脉瓣膜功能逐渐退化，老年人容易出现下肢静脉曲张与肢端水肿。

3. 毛细血管 老化主要参与微循环物质交换及调节体温变化，随着老年人年龄的增长，毛细血管通透性降低，血流减慢，体液交换量减少，导致老年人体温偏低。

二、老年人心血管系统常见疾病与评估

（一）高血压

高血压是老年常见慢性疾病，是导致心脑血管疾病的重要危险因素。《中国老年高血压管理指南2019》中将老年高血压定义为年龄≥65岁，在未使用降压药物的情况下，非同日3次测量血压，收缩压（SBP）≥140mmHg（1mmHg≈0.133kPa）和（或）舒张压（DBP）≥90mmHg者。曾明确诊断高血压且正在接受降压药物治疗的老年人，虽然血压＜140/90mmHg，也应诊断为老年高血压。

老年高血压有如下特点。①收缩压增高为主：老年高血压患者多以单纯收缩期高血压为主，这与老年人存在不同程度的动脉粥样硬化，导致血管弹性降低有关。②血压波动大：随着年龄的增长，血管顺应性下降，动脉壁的压力感受器敏感度降低，血压调节功能减退，导致老年人血压波动明显高于成年人。③易发生直立性低血压：老年人易发生直立性低血压，尤其是当高血压伴有自主神经功能障碍性疾病、低血容量，或服用降压药时更容易发生。当发生直立性低血压时，老年人易产生头晕、黑矇等症状，从而增加跌倒、外伤、骨折等风险。④并发症多：老年高血压常伴有动脉粥样硬化性疾病，如冠心病、脑血管病、外周血管病、缺血性肾病、血脂异常、糖尿病、老年痴呆等疾病。这些并发症会加重高血压的程度，增加治疗难度。

高血压可以从以下方面进行评估。

1. 健康史 主要了解有无家族性高血压病史；有无长期摄入高钠、低钾、过多饱和脂肪酸、高蛋白饮食，有无喝咖啡、饮酒、吸烟等嗜好；是否从事注意力高度集中的职业，长期处于对视觉、听觉形成慢性刺激的环境，有无长期精神高度紧张、忧郁和心理应激；是否肥胖和超重等。

2. 身体状况 高血压大多数起病缓慢，缺乏特异性临床表现，多数仅在测量血压时或发生心、脑、肾等并发症时才被发现。常见症状有头晕、头痛、疲劳、心悸等，也可出现视物模糊、鼻出血等较重症状，典型的高血压头痛往往血压下降后症状消失。

3. 血压水平及分级 评估人员应掌握老年人血压水平及分级标准，见表6-1。

表6-1 老年人血压水平及分级

分级	收缩压（mmHg）		舒张压（mmHg）
正常血压	＜120	和	＜80
正常高值	120～139	和（或）	80～89
高血压	≥140	和（或）	≥90
1级高血压	140～159	和（或）	90～99
2级高血压	160～179	和（或）	100～109
3级高血压	≥180	和（或）	≥110
单纯收缩期高血压	≥140	和	＜90

注：当收缩压与舒张压分属不同级别时，以较高的级别为准；单纯收缩期高血压按照收缩压水平分级。

4. 高血压的心血管危险分层 高血压是心血管综合征，大部分高血压患者还存在血压升高以外的其他心血管危险因素。因此，需结合血压升高的程度和有无其他心血管危险因素、靶器官损害和伴发临床疾病（表6-2），进行心血管风险水平分层（表6-3），有利于优化降压治疗方案，确立合适血压控制目标，进行患者综合管理。

表6-2 影响高血压患者心血管预后的重要因素（高血压基层诊疗指南，2019）

心血管危险因素	靶器官损害	伴发临床疾病
①高血压（1～3级） ②男性＞55岁；女性＞65岁 ③吸烟或被动吸烟 ④糖耐量受损 餐后2h血糖7.8～11.1mmol/L和（或）空腹血糖异常（6.1～6.9mmol/L） ⑤血脂异常 TC≥5.7mmol/L（220mg/dl）或LDL-C≥3.4mmol/L（130mg/dl），HDL-C＜1.0mmol/L（40mg/dl） ⑥早发心血管病家族史 一级亲属发病年龄＜50岁 ⑦腹型肥胖 腰围：男性≥90cm，女性≥85cm或BMI≥28kg/m^2	①左心室肥厚（心电图或超声心动图诊断） ②颈动脉超声：IMT≥0.9mm或动脉粥样硬化斑块 ③eGFR降低[eGFR30～59ml/（min·1.73m^2）]或血肌酐轻度升高： 男性115～133μmol/L（1.3～1.5mg/dl），女性107～124μmol/L（1.2～1.4mg/dl） ④微量白蛋白尿30～300mg/24h； 或尿白蛋白/肌酐比≥30mg/g（3.5mg/mmol）	①脑血管病 脑出血，缺血性脑卒中，短暂性脑缺血发作 ②心脏疾病 心肌梗死史，心绞痛，冠状动脉血运重建，慢性心力衰竭，心房颤动 ③肾脏疾病 糖尿病肾病 肾功能受损：eGFR＜30ml/（min·1.73m^2） 血肌酐升高：男性≥133μmol/L（1.5mg/dl）；女性≥124μmol/L（1.4mg/dl） 蛋白尿（≥300mg/24h） ④外周血管疾病 ⑤视网膜病变 出血或渗出，视神经乳头水肿 ⑥糖尿病 新诊断：空腹血糖≥7.0mmol/L（126mg/dl）；餐后血糖≥11.1mmol/L（200mg/dl） 已治疗但未控制：糖化血红蛋白≥6.5%

注：IMT，颈动脉内膜中层厚度；eGFR，估算的肾小球滤过率。

表6-3 血压升高患者心血管风险水平分层（高血压基层诊疗指南，2019）

其他心血管危险因素和疾病史	血压（mmHg）			
	SBP130～139和（或）DBP85～89	SBP140～159和（或）DBP90～99	SBP160～179和（或）DBP100～109	SBP≥180和（或）DBP≥110
无	—	低危	中危	高危
1～2个其他危险因素	低危	中危	中/高危	很高危
≥3个其他危险因素，靶器官损害，或CKD3期，无并发症的糖尿病	中/高危	高危	高危	很高危
临床并发症，或CKD≥4期，有并发症的糖尿病	高危/很高危	很高危	很高危	很高危

注：CKD，慢性肾脏疾病；SBP，收缩压；DBP，舒张压；CKD 3期估算的肾小球滤过率30～59ml/（min·1.73m^2）；CKD4期估算的肾小球滤过率15～29ml/（min·1.73m^2）。

（二）冠状动脉粥样硬化性心脏病

冠状动脉粥样硬化性心脏病简称冠心病，是指冠状动脉粥样硬化使血管腔狭窄或阻塞和（或）冠状动脉功能性改变（如痉挛）导致心肌缺血缺氧或坏死而引起的心脏病。冠心病可分为稳定型心绞痛和急性冠脉综合征。稳定型心绞痛包括劳力性心绞痛、血管痉挛所致静息性心绞痛、无症状性心绞痛、缺血性心绞痛等。急性冠脉综合征是由于冠状动脉内粥样斑块破裂、表面破损或出现裂纹，继而出血和血栓形成，引起冠状动脉不完全或完全梗阻，以致心肌供血严重不足的临床综合征。病情变化快，并发症多，预后差。

冠心病的评估建议从以下几方面进行。

1. 健康史 症状发生前有无相关诱因，如饱餐、剧烈运动、情绪激动等。与疾病发生有关的既往史和用药情况。

2. 身体状况

（1）稳定型心绞痛 以发作性胸痛为主要临床表现。发作常由体力劳动或情绪激动（如愤怒、焦急、过度兴奋等）所诱发，饱食、寒冷、吸烟、心动过速、休克等亦可诱发。疼痛部位主要在胸骨体之后，可波及心前区，手掌大小范围，也可横贯前胸，界限不清。常放射至左肩、左臂内侧达环指和小指，或至颈、咽或下颌部。疼痛性质常为压迫、发闷或紧缩性，也可有烧灼感。一般在去除诱因后或舌下含用硝酸酯类药物可缓解。心绞痛可持续数分钟至十余分钟，一般不超过半小时。

（2）急性冠脉综合征 胸部不适的性质与稳定型心绞痛相似，但通常程度更重，持续时间更长，可达数十分钟，胸痛在休息时也可发生。老年人可伴有出汗、恶心、呕吐、心悸或呼吸困难等。常规休息或舌下含服硝酸甘油只能暂时缓解，甚至不能完全缓解症状。

但值得注意的是老年人心绞痛临床表现多不典型。疼痛部位可为牙部、咽喉部、下颌部、左肩部、背部、上腹部及上肢等。并且，由于老年人痛觉不敏感，其疼痛程度往往较轻，常表现为其他症状，如气促、疲倦、喉部发紧、左上肢酸胀、烧心等。

3. 辅助检查

（1）心电图检查 心电图是最为常用的辅助检查方法。稳定型心绞痛多数心电图正常，如心绞痛发作时即可行心电图检查，可能发现缺血性ST段下移或T波改变，并且症状缓解后ST段和T波改变恢复，具有重要诊断价值。静息心电图还能够提供患者罹患冠心病的某些信息，如既往存在心肌梗死或复极异常等。

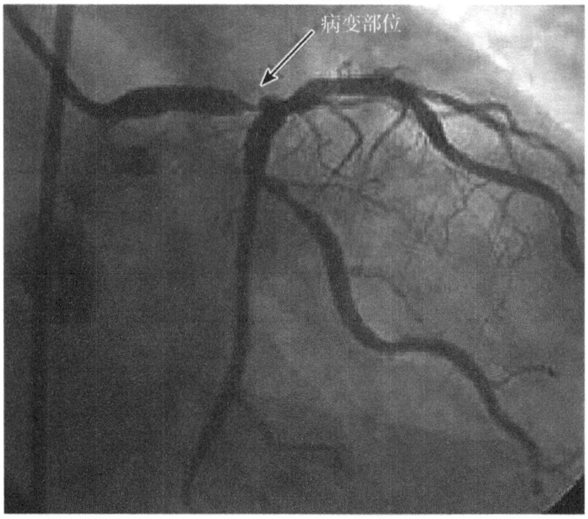

图6-2 CT冠脉造影

（2）CT冠脉造影 是无创性直接评价冠状动脉病变形态的影像技术，不仅可显示冠状动脉病变部位、范围和程度，还可以判断斑块特点，包括软斑块、钙化斑块和混合性斑块（图6-2）。

（3）心肌标志物 常用的心肌标志物包括肌酸激酶（CK）及其同工酶MB（CK-MB）、肌红蛋白、肌钙蛋白T或I（cTNT或cTNI）、乳酸脱氢酶（LDH）等。由于老年心肌梗死患者的症状及心电图表现往往不典型，对于心肌损伤标志物的监测尤为重要。

实训6-1 冠状动脉粥样硬化性心脏病评估训练

通过案例实践与分析，掌握老年人冠状动脉粥样硬化性心脏病评估的方法，并思考、分析评估中易出现的错误。

案例设计

孙奶奶，66岁。情绪激动后可出现心绞痛，安静休息10min后可缓解。

请评估孙奶奶是否患有冠状动脉粥样硬化性心脏病。

【实训目的】

1. 学会多导联心电图机的评估方法。

2. 掌握老年人冠状动脉粥样硬化性心脏病的症状与体征。

3. 培养学生尊重、关心、爱护老年人的品质。

【实训准备】

1. 环境准备 安排适宜的评估场所，室温22℃左右，不宜过冷或过热。

2. 用物准备 多导联心电图机、笔、记录单。

3. 操作者准备 衣帽整洁，仪表端庄，复习本节相关内容，掌握老年人疾病信息。

4. 老年人准备 理解评估目的与意义，主动配合。

【操作流程】

1. 教师介绍本次实践目的与要求，示范具体操作步骤，如条件允许可预先设立标准化患者。

2. 学生分成若干小组，每组同学互相做多导联心电图。

3. 给受检查者讲解检查心电图的意义，告知受检者无疼痛，无损害，打消顾虑，消除紧张情绪，使其肌肉放松，嘱其仰卧在检查床上。

4. 将受检者的双侧腕部及两侧内踝上部暴露，用酒精纱布擦洗脱脂后涂上导电液体。

5. 四肢导联位置：右上肢→红线、左上肢→黄线、左下肢→绿线、右下肢→黑线。胸部导联位置：V_1导联在胸骨右缘第二肋间。V_2导联在胸骨左缘第二肋间。V_4导联在锁骨中线与第五肋间交叉处。V_3导联在V_4导联和V_2导联连线中点。V_5导联在腋前线与第五肋间交叉处。V_6导联在腋中线与第五肋间交叉处。保持电极与皮肤完好接触。

6. 在心电图机显示屏检查导联接触完好后出图。

7. 教师巡回指导学生完成评估，并收集共性问题。

【实训评价】

实训结束后，学生以小组为单位汇报实施过程中的体会与收获。教师点评，并评价共性问题，进行答疑。

【实训作业】

学生下课后给周围人行心电图检查，独立完成，至少5例。

1. 通过评估，掌握正确的多导联心电图评估方法。

2. 依据评估结果，给予老年人正确的观察及就诊意见。

第3节 呼吸系统评估

案例 6-3

王爷爷，74岁。吸烟40余年，慢性咳嗽10余年，活动出现胸闷、气促1年，加重2天，休息后可好转，无高血压病史。咳嗽、痰多、痰液为白色泡沫黏痰。

问题：1. 王爷爷出现了什么问题？

2. 为进一步诊断应对王爷爷做什么评估？

一、呼吸系统老化的表现

随着年龄增长，老年人呼吸系统在解剖、组织结构及生理功能等方面均会发生老化改变，了解老年人呼吸系统老化表现，对老年相关从业人员准确评估、正确处理呼吸系统相关问题具有重要意义。

（一）结构

随着年龄的增长，老年人气道上皮发生退行性改变，鼻黏膜变薄，弹性纤维减少，气道平滑肌张力下降，气道周围组织支撑力下降，远端小气道闭塞，呼吸道的防御和清除能力下降。肺泡逐渐萎缩、弹性回缩能力下降、顺应性降低，残气量增加，肺活量下降。

老年人由于骨质疏松造成椎体下陷、脊柱后凸、胸骨前凸，引起胸腔前后径增大，形成桶状胸。

（二）功能

老年人呼吸系统结构改变同时伴随着功能改变，老年人气道清除能力减弱，气道屏障功能下降，通气储备能力下降，呼吸系统耐受性差，免疫功能降低，疾病的易感性增加。老年人容易发生肺部感染，导致肺功能的进一步损害，严重者可引起呼吸衰竭。

二、老年人呼吸系统常见疾病与评估

目前我国常用的呼吸功能评估包括一般状况评估、量表评估、肺功能评估、呼吸肌测定、气道阻力检查等。

1. 一般状况评估 主要观察患者的呼吸频率、呼吸方式、呼吸困难程度，对比两侧胸廓扩张性和对称性，听诊呼吸音是否异常，判断气道是否通畅和是否存在气胸或渗出性胸膜炎。

2. 量表评估 目前呼吸困难评估量表有英国医学研究委员会呼吸问卷（mMRC问卷）、Borg主观疲劳程度量表、美国胸科学会（ATS）呼吸困难评分、基线呼吸困难指数（BDI）、变化期呼吸困难指数（TDI）等。

3. 肺功能评估 包括肺通气功能、换气功能评估和动脉血气分析等。肺通气功能评估：适于大规模筛选普查。动脉血气分析可分析机体缺氧程度及酸碱平衡状况，可以了解患者通气、氧合和酸碱平衡状况，是抢救危重患者和手术中监护的重要方法。

4. 呼吸肌测定 用于评价呼吸肌疲劳或呼吸功能衰竭，是协助诊断及指导治疗的一种肺功能检查项目。

5. 气道阻力检查 目前常用的阻力测定方法包括阻断法、食管测压法和体积描记法。体积描记法是目前唯一可直接测量人体气道阻力的方法，临床应用最为广泛，且已建立相应的测试标准。然而，这些方法要求患者有很好的配合度才能产生所需要的测量信号，且易产生误差。对于部分意识障碍或控制力较差的老年患者，具有局限性。

（一）肺炎

肺炎是由病原微生物、理化因素、免疫损伤、过敏及药物所致终末气道、肺泡和肺间质的炎症，是威胁老年人健康的主要疾病之一，临床表现多无典型症状，而常出现嗜睡、意识模糊、恶心、呕吐等症状。老年人吞咽反射功能减退，误吸成了引起鼻饲饮食、意识障碍老年人肺炎的重要因素。

老年人社区获得性肺炎发生在基本没有或根本没有接触医疗机构的老年人群。最常见的病原体为肺炎链球菌，其次为流感嗜血杆菌和非典型病原体（如肺炎衣原体、肺炎支原体和军团菌）。引起肺炎的病原体包括细菌、病毒、真菌、支原体、衣原体及寄生虫等，其中细菌性肺炎是最常见的肺炎，约占肺炎的80%。

1. 健康史 询问发病前是否有上呼吸道感染，是否有淋雨、受凉、疲劳、醉酒等诱因；是否有慢性阻塞性肺疾病、糖尿病、肿瘤、心力衰竭等慢性病；是否应用免疫抑制剂或长期应用激素等；是否吸烟及吸烟量。

2. 身体状况

（1）肺炎链球菌肺炎 发病前常伴有受凉、淋雨、疲劳、醉酒和病毒感染史，有上呼吸道感染的前驱症状，起病急，以高热、寒战、咳嗽、咳铁锈色痰（或痰中带血）及胸痛为典型临床症状，体温在数小时内升至39～40℃，发热高峰在下午或傍晚，呈稽留热。

（2）葡萄球菌肺炎 常伴有慢性基础性疾病或免疫功能受损，病情较重，若治疗不当，病死率较高，起病急，以寒战、高热等毒血症状明显，体温高达39～40℃，胸痛、咳嗽、咳脓性痰或脓血痰，痰量多。

（3）革兰氏阴性杆菌肺炎 多见于年老体弱、营养不良、慢性呼吸系统疾病及长期使用免疫抑制剂致机体免疫功能低下者，表现为发热、咳嗽、咳痰、胸痛、气急、发绀、心悸等，症状严重者可出现休克和呼吸衰竭。

（4）肺炎支原体肺炎 由肺炎支原体引起的呼吸道和肺部急性炎症，常同时伴有咽炎、支气管炎和肺炎，起病缓慢，有发热、乏力、头痛、咽痛、食欲缺乏、肌肉酸痛等全身症状；偶伴胸骨后疼痛，肺外表现常见斑丘疹、多形红斑等。

（5）病毒性肺炎 大多发生在冬春季节，可暴发或散发流行，起病较急，发热、头痛、全身酸痛、倦怠等表现较突出，有咳嗽、少痰或咳白色黏液痰、咽痛等呼吸道症状，老年人易发生重症病毒性肺炎，表现为呼吸困难、发绀、嗜睡、精神萎靡，甚至发生休克、心力衰竭、呼吸衰竭或急性呼吸窘迫综合征等并发症。

（6）真菌性肺炎（肺部真菌感染） 多继发于长期应用广谱抗菌药物、糖皮质激素、细胞毒药物及免疫抑制剂而致机体免疫功能低下者，或因长期留置导管、插管等诱发表现。肺念珠菌病：表现为畏寒、高热、咳白色泡沫样黏痰或呈胶冻状，有酵臭味，有时咯血。肺曲霉病：以干咳、胸痛常见，部分患者有咯血，病变广泛时出现气急、呼吸困难甚至呼吸衰竭。

3. 辅助检查

（1）血液检查 细菌性肺炎，血白细胞计数及中性粒细胞比例多明显增高。

（2）病原学检查 包括痰液涂片及痰培养、血液及胸腔积液培养等。病毒性肺炎需行下呼吸道分泌物或肺活检标本培养分离病毒，真菌性肺炎可行痰液和组织真菌培养。

（3）胸部X线检查 表现为肺纹理改变、肺部炎症阴影和胸腔积液征象等。

（4）免疫学检查 对支原体肺炎和病毒性肺炎的诊断有重要作用。

（二）原发性支气管肺癌

原发性支气管肺癌简称肺癌，是肿瘤细胞起源于支气管黏膜上皮细胞或腺体的恶性肿瘤。临床表现为咳嗽、咯血、喘鸣、气急、发热、胸痛等。世界卫生组织（WHO）2020年统计数据显示，肺癌已经成为全球60岁及以上老年人癌症发病率第3位。老年肺癌患者由于其年龄问题，器官功能储备差，治疗耐受性差，容易产生各种并发症及预后不良等问题。

1. 健康史 了解患者的生活及工作环境（如空气污染等），职业是否长期接触致癌物质（如石棉、砷、铬、镍、煤焦油、二氯甲醚、烟草的加热产物等）；有无吸烟与被动吸烟史、吸烟的时间与数量（开始吸烟的年龄越小、吸烟年限越长、吸烟量越大，肺癌的发病率和死亡率越高）；了解患者的家族史及既往是否罹患过结核病等。

2. 身体状况

（1）原发性肿瘤引起的症状和体征 咳嗽，最常见的早期症状；咯血，常为间断、反复或持续性少量痰中带血；喘鸣和气急；发热，肿瘤坏死引起的“癌性热”；体重下降，晚期表现为消瘦，恶病质。

（2）肿瘤局部扩散引起的症状和体征 胸痛、呼吸困难、吞咽困难、声音嘶哑、上腔静脉阻塞综合征，如头痛、头晕或眩晕，霍纳（Horner）综合征，如眼睑下垂、瞳孔缩小、眼球内陷、同侧额部与胸壁无汗或少汗。

（3）肺外转移引起的症状和体征 中枢神经系统转移，如头痛、呕吐、共济失调、偏瘫、复视、脑神经麻痹、精神异常等，严重者出现颅内高压；肝转移，如厌食、肝区疼痛、肝大、黄疸和腹水；骨转移，如肋骨、脊椎、盆骨局部疼痛和压痛；胸膜转移，如血性胸腔积液；淋巴结转移，如右锁骨上淋巴结质硬而固定。

（4）功能状态评估 目前临床通常采用卡氏评分法（Karnofsky scale，KPS）和朱氏评分法（Zabrod scale）对患者的行为状况进行评分。朱氏评分法经美国东部肿瘤协作组（ECOG）和WHO的认可与推荐，也称为Zubrod-ECOG-WHO评分法（ZPS）。

KPS依据患者能否正常活动、患者病情、生活自理程度，把患者的健康状况视为总分100分，10分一个等级，见表6-4。得分越高，健康状况越好，越能忍受治疗给身体带来的副作用，因而也就有可能接受彻底的治疗。得分越低，健康状况越差，若低于60分，许多有效的抗肿瘤治疗就无法实施。

表6-4 Karnofsky评分法

功能状态	评分	功能状态	评分
正常，无症状和体征	100分	生活不能自理，需要特别照顾和帮助	40分
能进行正常活动，有轻微症状和体征	90分	生活严重不能自理	30分
勉强可进行正常活动，有一些症状或体征	80分	病重，需要住院和积极的支持治疗	20分
生活可自理，但不能维持正常生活工作	70分	重危，临近死亡	10分
生活能大部分自理，但偶尔需要别人帮助	60分	死亡	0分
常需他人照顾	50分		

Zubrod-ECOG-WHO评分法，见表6-5。

表6-5 Zubrod-ECOG-WHO评分法

体力状况	分级	体力状况	分级
正常活动	0	症状严重，白天卧床时间超过50%，但还能起床站立，部分生活能够自理	3
症状轻，生活自在，能从事轻体力活动	1	病重卧床不起	4
能耐受肿瘤的症状，生活自理，但白天卧床时间不超过50%	2	死亡	5

KPS评分一般要求不小于70分，ZPS评分一般要求不大于2分，才可考虑化疗。

3. 辅助检查

（1）影像学检查　胸部X线检查、CT、MRI是发现和诊断支气管肺癌最基本和最重要的方法。CT能显示普通X线检查不能发现的小病灶和识别肿瘤有无侵犯邻近器官，MRI在明确肿瘤与大血管之间的关系优于CT。

（2）细胞学检查　痰液脱落细胞检查是最简单有效的早期诊断方法之一。

（3）纤维支气管镜检查　早期诊断肺癌的方法之一，尤其适用于中央型肺癌。

（4）其他　如开胸活检、淋巴结活检等。

（三）慢性阻塞性肺疾病

慢性阻塞性肺疾病（chronic obstructive pulmonary disease，COPD）是一种以持续存在的气流受限为特征，以逐渐进展的咳嗽、咳痰、气急为主要临床表现的呼吸系统常见疾病。肺功能检查是诊断COPD的金标准。COPD是一种慢性疾病，需要患者对疾病进行自我管理，加强预防。COPD有如下特点。

1. 诱因与健康史　COPD的发生与慢性支气管炎和（或）慢性阻塞性肺气肿密切相关。慢性支气管炎是导致阻塞性肺气肿，进而发展成COPD的主要原因。引起慢性支气管炎的各种因素，如吸烟、大气污染、感染、职业性粉尘和有害气体的长期吸入、过敏等，均可引起阻塞性肺气肿，其中吸烟是主要因素。

2. 身体状况　在原有咳嗽、咳痰、喘息等基础上，出现逐渐加重的呼吸困难是阻塞性肺气肿和

COPD的标志性症状。早期无明显体征，仅在体力劳动或上楼时有气急，随着病情发展，可出现桶状胸、呼吸运动减弱、语颤减弱、肺部叩诊过清音、呼吸音减弱、呼气延长，并发感染时肺部有湿啰音。晚期可有食欲减退、体重下降、身体前倾，口唇发绀等。

严重程度评估：慢性阻塞性肺疾病患者自我评估测试（CAT）是世界上公认的COPD严重程度评估量表，详见表6-6。评分标准见表6-7。

表6-6 慢性阻塞性肺疾病患者自我评估测试（CAT）

序号	症状	评分	症状
1	我从不咳嗽	0 1 2 3 4 5	我总是咳嗽
2	我肺里一点痰都没有	0 1 2 3 4 5	我有很多痰
3	我一点也没有胸闷的感觉	0 1 2 3 4 5	我有很严重的胸闷感觉
4	当我爬坡或爬一层楼梯时没有喘不过来气的感觉	0 1 2 3 4 5	我上坡或爬一层楼梯时，会感觉严重喘不上气
5	我在家里的任何活动都不受COPD的影响	0 1 2 3 4 5	我在家里的任何活动都很受COPD的影响
6	尽管有肺病我仍有信心外出	0 1 2 3 4 5	因为我有肺病，我没有信心外出
7	我睡得很好	0 1 2 3 4 5	因为有肺病我睡得不好
8	我精力旺盛	0 1 2 3 4 5	我一点精力都没有

表6-7 CAT评分标准

评分	疾病状态	主要表现	防治措施
＞30分	非常严重	患者不能从事任何活动，生活困难，如果需盆浴或淋浴，将花费很长时间，不能进行出门购物、娱乐或家务劳动，通常不能远离自己的床或椅子，感觉自己就好像变成了残疾人	除了轻症和中等程度影响患者的防治措施之外，还可以考虑转至专科门诊（如果是社区医务人员）。增加药物治疗。转诊至肺康复治疗部门，确保采用最佳治疗方法以减少急性加重发作次数并积极治疗急性加重疾病
20分＜评分≤30分	严重	患者不能从事大部分活动，包括在住宅附近散步、洗澡或穿衣时，均会感到呼吸急促，说话也可能气喘吁吁，咳嗽使患者非常疲劳，绝大多数夜晚肺部症状会干扰睡眠。患者感觉锻炼身体已不再安全。做每件事情都很费力，自觉无法控制肺部问题，并感到害怕和惊恐	
10分＜评分≤20分	中等	COPD成为患者最严重的健康问题之一，每周有数天比较正常，但大多数时间都会咳嗽、咳痰，每年有1～2次急性加重，经常出现气促，夜间有憋醒。弯腰时会气喘，仅能缓慢地走上数级楼梯，只能慢慢地做轻家务劳动或者只能静养休息	除轻微影响患者的防治措施外，还可以考虑重新评估目前的维持治疗方案，转诊至肺康复治疗部门，确保采用最佳治疗方法
≤10分	病情轻微	患者大部分时间很正常，但COPD已导致患者发生一些问题，无法胜任1～2件喜欢的活动，通常每周有几天咳嗽，并在运动或进行重体力劳动时出现气促，爬山或在平地快速行走时，不得不减慢速度或停下来，且经常容易筋疲力尽	包括戒烟、每年接种流感疫苗、减少暴露于急性加重危险因素，以及通过进一步临床评价，保障所采取的治疗措施

3. 辅助检查

（1）血常规检查　红细胞计数和血红蛋白增多；合并细菌感染时，白细胞总数和中性粒细胞增多。

（2）X线检查　显示肋间隙增宽、肺纹理增粗、肺野透亮度增加。

（3）肺功能检查　是目前检测气流受限公认的客观指标，是COPD诊断的“金标准”，也是COPD的严重程度评价、疾病进展监测、预后及治疗反应评估中最常用的指标。COPD的肺功能检查除了常规的肺通气功能检测，如第一秒用力呼气量（FEV_1）、FEV_1与用力肺活量（FVC）的比值（FEV_1/FVC）以外，还包括容量和弥散功能测定等。

实训6-2 老年人慢性阻塞性肺疾病的评估训练

通过本案例的实践与分析，掌握老年人慢性阻塞性肺疾病（COPD）的评估方法、常用工具的使用，并思考、分析评估中易出现的错误。

案例设计

王爷爷，76岁。确诊COPD 5年，近期出现咳嗽、痰多、时常感觉胸闷、爬一层楼都会觉得憋气，在家里的一些活动受到了COPD的影响，因为患有COPD很少外出，睡眠不是很好，精力也一般。

请对王爷爷的COPD严重程度进行评估。

【实训目的】

1. 学会正确对COPD老年人进行评估，重点为COPD严重程度的评估方法。
2. 能够对评估结果进行综合与解读。
3. 培养学生尊重、关心、爱护老年人的品质。

【实训准备】

1. 环境准备 安排适宜的评估场所。

2. 用物准备 评估工具[慢性阻塞性肺疾病患者自我评估测试（CAT）]、笔。

3. 操作者准备 衣帽整洁，仪表端庄，复习本节相关内容，掌握老年人疾病信息，准备问诊内容清单。

4. 老年人/标准化患者准备 理解COPD评估的目的与意义，了解COPD的常见临床表现，主动配合。

【操作流程】

1. 教师介绍本次实践目的与要求，示范具体操作步骤，重点讲解慢性阻塞性肺疾病患者自我评估测试（CAT）的使用注意事项。
2. 学生分成若干小组，每组同学互相（或对标准化患者）开展评估。教师可提前设计仿真情景病例，并预设干扰项目。实训重点为慢性阻塞性肺疾病患者自我评估测试（CAT）的评估技术及询问技巧。
3. 教师巡回指导学生完成评估，并收集共性问题。

【实训评价】

实训结束后，学生以小组为单位汇报评估结果及结果判定依据。教师点评，并评价共性问题，进行答疑。

【实训作业】

学生独立完成一份对于老年人COPD的评估，并掌握评分标准及防治宣教方法。

1. 通过本次评估，确定该老年人COPD的严重程度。
2. 依据评估结果，拟定该老年人的主要观察内容、照护要点和防治措施宣教。

第4节 消化系统评估

案例6-4

李奶奶，80岁。确诊直肠癌3年，停止排气、排便5天，无高血压、糖尿病史。

问题：1. 李奶奶出现了什么问题？

2. 为了进一步诊断应对李奶奶进行什么评估？

一、消化系统老化表现

（一）结构与功能老化

1. 口腔　口腔是食物消化的第一站，其老化表现主要有牙齿松动、口腔黏膜变薄、咬合力下降、唾液腺分泌减少、味觉和嗅觉钝化、舌肌萎缩、口腔黏膜免疫力降低。老年人口腔的这些变化明显影响了老年人的食欲和摄食的种类，阻碍食物在口腔的初步消化，增加了牙龈炎、龋齿、口腔溃疡、牙周炎等口腔疾病的发生风险。口腔的老化已成为口腔健康的重要威胁，从而进一步影响整个机体的健康。

2. 咽部　老年人咽部刺激阈值高、舌驱动力和咽部收缩幅度降低，以及咽部缩短等原因导致吞咽功能改变，如吞咽困难、吞咽反射减退等，导致误吸、吸入性肺炎等，可危及老年人的生命。

3. 食管　主要功能是运送食物，其主要老化表现：上食管括约肌收缩压力下降，食管收缩幅度下降，无效蠕动较多，食管壁顺应性扩张减退，下食管括约肌张力下降，松弛不完全，导致老年人食管动力障碍，最终会导致老年人胃食管反流，通常表现为胃十二指肠内容物反流入食管，引起反酸、烧心、胸骨后疼痛等不适症状及咽喉、气道等食管以外的组织损害的症状。

4. 胃　是暂时储存和消化食物的器官。随着年龄的增长，老年人主细胞分泌胃蛋白酶能力减退，胃黏膜的防御-修复机制退化，胃排空延迟，导致老年人出现功能消化不良、糜烂性胃炎、胃溃疡、应激性溃疡等疾病。

5. 小肠　是营养物质吸收的主要场所，随着年龄的增长，小肠表面积逐渐减少（每年平均减少10%），对脂肪吸收储备能力有限，对钙的吸收会随着年龄增加而逐渐减少；老年人的肠道菌群老化，双歧杆菌等有益菌减少，大肠埃希菌等条件致病菌增加，在应激情况下易导致肠道功能衰竭和肠道细菌异位。

6. 结肠　主要功能是吸收水分和形成粪便。随着年龄的增长，老年人结肠水分的吸收能力下降，上皮细胞易发生继发性基因突变，对致癌物敏感性增加，肠内神经元数量减少，导致老年人易患便秘、憩室病、结肠肿瘤。

7. 直肠和肛管　直肠的主要功能是储存粪便及排便。随着年龄的增长，直肠壁弹性下降，产生便意的压力阈值升高，粪便通过时间延长，使老年人出现排便困难、便秘或大便失禁等。

8. 肝脏　随着年龄的增长，老年人肝内脂褐素沉积及重量体积下降，出现“褐色萎缩”，肝血流量减少，肝细胞组织学的改变及超微结构的改变，导致老年人的肝脏对应激（如创伤、休克等）和外来被代谢物质（如毒物、药物及某些食物）的超量耐受能力降低，尤其是高龄老年人易合并肝功能受损甚至肝衰竭。

9. 胰腺　随着年龄的增长，胰腺的重量下降，胰腺泡萎缩、减少，同时伴有胰管扩张及腺泡间结缔组织增生纤维化，胰酶分泌量及活性下降，导致老年人对脂类食物的超量耐受能力降低，所以老年人宜低脂饮食。

（二）老年人消化系统老化特点

老年人消化系统疾病普遍表现出临床症状和体征不典型、病程长、并发症多等特点。症状和体征不典型是因为老年人神经反应迟钝，痛阈高，感受性低。缺乏典型的症状与体征可能会给早期诊断、正确治疗造成困难。病程长，恢复慢，与老年人多存在动脉粥样硬化，机体修复功能低下有关。老年人由于部分器官的代偿能力较差，一旦患上消化系统疾病，也极易同时产生心、脑、肺、肾等脏器疾病，如腹泻可引起水、电解质及酸碱平衡紊乱，也可引起心律失常、心绞痛。因此，老年人患消化系统疾病时常常出现并发症及合并症，有的老年人甚至出现3～5种疾病并存。正因为病程长、并发症多，老年消化系统疾病患者易出现多脏器功能衰竭，常常导致低血压、休克，其死亡率远远高于中青年消化系统疾病患者。

二、老年人消化系统常见疾病与评估

（一）慢性胃炎

慢性胃炎是由多病因引起的胃黏膜慢性炎症或萎缩性病变。慢性胃炎特别是慢性萎缩性胃炎的患病率一般随年龄增加而上升。慢性胃炎尤其是慢性萎缩性胃炎的发生与幽门螺杆菌感染密切相关。该病易反复发作，不同程度地影响患者生活质量。

慢性胃炎可以从以下方面进行评估。

1. 健康史 询问老年患者首次发病的时间、有无诱因，有无暴饮暴食，日常饮食习惯是否规律，是否有吸烟或饮酒的习惯，是否长期服用非甾体抗炎药或激素类药物。有无上腹疼痛或不适，每次疼痛加重或缓解的因素，有无呕血、黑便，有无幽门螺杆菌感染等。

2. 身体状况 慢性胃炎主要表现为中上腹不适、饱胀、钝痛、烧灼痛等，也可有食欲不振、嗳气、恶心等消化不良的症状。

3. 辅助检查 胃镜及组织病理学检查是慢性胃炎诊断和鉴别诊断的主要手段。

（1）内镜检查　胃镜下慢性萎缩性胃炎黏膜红白相间，白相为主，皱襞变平、血管透见、伴有颗粒或结节状。慢性非萎缩性胃炎可见黏膜红斑、粗糙或出血点，可有水肿、充血、渗出等表现。

（2）组织病理学检查　对慢性胃炎的诊断至关重要，应根据病变情况和需要进行活检。

（3）幽门螺杆菌检测　幽门螺杆菌感染是慢性胃炎的最重要病因，对慢性胃炎患者建议常规检测。幽门螺杆菌是一种螺旋形的革兰氏阴性菌。它与多种胃病有关，是一种可以在家庭成员之间传播的致病菌，其主要传播途径是经口传播和水源途径传播（表6-8）。

表6-8　幽门螺杆菌感染常见传播途径和预防措施

传播方式	传播途径	预防措施
口-口传播	共用同一食物器皿、咀嚼食物喂食、湿吻；食用受污染的肉、牛奶、蔬菜等食物，饮用受污染的水；卫生习惯差等	避免食用同一盘食物，推荐分餐制，使用公筷、公勺等，食用健康且安全的食物，避免咀嚼喂食婴儿
共用器具传播	共用食物容器或牙科设备	清洁食品容器并使用安全的牙科设备
粪-口传播	食用被排泄物污染的食物，饮用受污染的水，以及井水等未经处理的水	食用卫生、安全的食物，饮用卫生、安全的水
医源性污染传播	与幽门螺杆菌感染者或污染的器具密切接触，使用未彻底消毒的医疗设备等	避免与幽门螺杆菌感染者或可疑器具密切接触，对医用设备进行彻底消毒

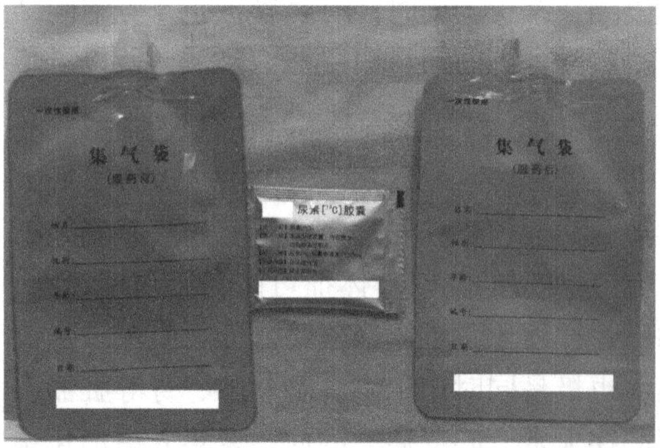

图6-3　^{13}C呼气试验用物

幽门螺杆菌检查：临床较常见的为^{13}C呼气试验。检查前受检者须空腹或禁食2h以上，受检者于服药前呼气留取标本，口服试验药物后半小时再呼气留取标本，此试验是公认的检测幽门螺杆菌的最佳方法（图6-3）。

（二）结直肠癌

结直肠癌为结肠或直肠的上皮性肿瘤，只有当肿瘤穿透黏膜肌层至黏膜下层时才考虑为恶性。直肠齿线以上到直肠-乙状结肠交界部的恶性上皮性肿瘤为直肠癌。直肠-乙状结肠交界部到回盲部的恶性上皮性肿瘤为结肠癌。据WHO 2020年统计数据显示，结直肠癌已经成为全球60岁及以上老年人发病率第4位的癌症。具体评估方法如下。

1. 健康史 了解患者年龄、性别、饮食习惯；评估患者既往是否患过结、直肠慢性炎性疾病，如溃疡性结肠炎、克罗恩病；了解有无家族性肠息肉病，询问其家族中有无类似病史。结直肠癌高危人群包括有腺瘤性息肉或结直肠癌病史；有亲属60岁前诊断为结直肠癌或腺瘤性息肉的家族史；有炎症性肠病病史；确诊或疑似遗传性结直肠癌综合征；有既往肿瘤的腹部或盆腔放射史。

2. 身体状况 早期结直肠癌可无明显症状，病情发展到一定程度可出现排便习惯改变，大便性状改变（变细、血便、黏液便等），腹痛或腹部不适，腹部肿块，肠梗阻相关症状，全身症状，如贫血、消瘦、乏力、低热等。

3. 辅助检查 结直肠癌有多种筛查工具和策略，可归纳为“一步法”和“两步法”。“一步法”指直接用结肠镜进行筛查，高质量的结肠镜检查是结直肠癌筛查的金标准。“两步法”指先运用低侵入性筛查工具，筛查结果为阳性时需行结肠镜检查明确诊断，其目的在于减少侵入性结肠镜检查。

（1）血常规、尿常规、大便常规、粪便隐血试验、生化、电解质及肝肾功能等。

（2）内镜检查 直肠镜和乙状结肠镜适用于病变位置较低的结直肠病变。

（3）粪便免疫化学试验 是应用免疫法检测机体粪便血红蛋白水平的技术，推荐每年至少进行1次粪便免疫化学试验筛查。

（4）腹部CT、MRI等检查。

（5）组织病理学检查 活检病理学报告是结直肠癌的治疗依据。

（三）肠梗阻

肠梗阻是各种原因引起肠内容物阻塞，不能顺利通过和运行的现象。临床上常出现腹胀、腹痛、呕吐、排便障碍等表现，严重者可并发肠穿孔、水电解质紊乱、感染等。

肠梗阻的临床表现与肠梗阻的部位及程度相关，如间歇性腹痛、腹胀、恶心、呕吐、伴或不伴肛门排气或排便。腹部体检可见肠型、腹部压痛、肠鸣音亢进或消失。

腹部X线平片检查是诊断肠梗阻常用的检查方法。在条件允许的情况下，推荐腹部CT检查，腹部CT检查是肠梗阻影像学诊断的首选方法。

（四）反流性食管炎

反流性食管炎又称糜烂性食管炎，是胃或十二指肠内容物反流入食管引起食管黏膜破损的症状。临床表现为食管黏膜充血、糜烂、溃疡甚至狭窄。反流性食管炎可发生于任何年龄的人群，成人发病率随年龄增长而升高。

临床表现：胸骨后烧灼感（烧心）、反流和胸痛。烧心是指胸骨后向颈部放射的烧灼感，反流指胃内容物反流到咽部或口腔。反流症状多发生于饱餐后，夜间反流严重时影响患者睡眠。但也可无任何反流症状，仅表现为上腹疼痛、不适等消化不良的表现。严重食管炎者可出现食管黏膜糜烂而致出血，多为慢性少量出血。

内镜检查是诊断反流性食管炎的金标准。内镜可以确诊反流性食管炎，并可评估其严重程度，进行分级。

（五）消化性溃疡

消化性溃疡是胃肠道黏膜被胃酸和胃蛋白酶等自身消化而发生的溃疡，以上腹隐痛、并有一定的规律性为特点。评估方法如下。

1. 健康史 询问患者有无长期服用非甾体抗炎药、糖皮质激素、化疗药物等用药史；是否遭受严重的创伤、烧伤及长期精神紧张等；有无不良生活习惯，如吸烟、无规律进食等；有无家庭聚集现象；有无幽门螺杆菌感染。

2. 临床表现 十二指肠溃疡的疼痛多出现于中上腹部，或脐上方，或脐上方偏右处；胃溃疡疼痛的位置也多在中上腹，但稍偏高处，或在剑突下和剑突下偏左处。除中上腹疼痛外，可有唾液分泌增多、烧心、反酸、嗳气、恶心、呕吐等其他胃肠道症状。全身症状可有失眠等神经症的表现，或有缓脉、多汗等自主神经紊乱的症状。

3. 辅助检查

（1）纤维胃镜及活检　是确诊的首选方法。可确定有无病变、确定部位及分期、鉴别良恶性等。

（2）X线钡餐检查　适用于不能行胃镜检查的患者。

（3）粪便隐血试验　适用于出血量小的患者。

第5节　神经系统评估

案例 6-5

周奶奶，78岁。1年前确诊为“脑梗死”。周奶奶今天在家中，上午突然出现头痛，下午头痛自行缓解。当天下午13：00左右，再次出现头痛，针刺样窜痛，右侧疼痛情况较明显，周奶奶采取平卧时后枕部疼痛，立位时头顶部疼痛。

问题：1. 对于案例中的老年人应进行哪方面的评估？评估中的注意事项有哪些？

2. 评估人员在评估过程中应注意哪些要点？

一、神经系统老化表现

神经系统在机体适应内外环境中起着十分重要的主导作用，神经系统的老化对于机体的衰老过程具有重要影响，人体随着年龄的增长，神经系统的结构和功能会出现一系列改变，主要表现在以下几个方面。

（一）认知功能减退

认知功能减退主要表现为探索、储存新信息的能力减退，言语流畅性下降，严重者表现为痴呆等。

（二）结构改变

1. 脑的体积缩小　脑部体积逐渐缩小，重量逐渐减轻。

2. 脑组织萎缩　脑萎缩主要见于大脑皮质变薄，以额、颞叶最为明显。由于脑萎缩，可引起蛛网膜下腔增大、脑室扩大、脑脊液增多、脑沟增宽、脑回变窄。

（三）运动系统改变

神经系统老化在运动系统功能上的改变主要表现为自主运动变得缓慢，肌力出现下降，精细运动变得笨拙，老年性震颤也较为常见，有的老年人甚至出现慌张步态。

（四）感觉系统改变

主要表现有触觉、温度觉、位置觉、内脏感觉的部分减退或全面减退。除此之外还会出现视力减退、听力减退、嗅觉减退、味觉感受性减退，感觉阈值升高等情况。

二、神经系统常见疾病与评估

（一）阿尔茨海默病

阿尔茨海默病是一种常见的与年龄密切相关的神经系统变性疾病。主要表现为慢性、进行性加重的认知功能障碍，并可出现行为和心理障碍。其病理特征为脑内大量的神经元外淀粉样斑块、神经细胞内神经原纤维缠结的形成，以及神经元和突触的丢失。

1. 健康史　评估老年患者有无阿尔茨海默病家族史，有无高血压、高脂血症、头颅外伤等既往史，有无吸烟、饮酒、接触暴露因素等情况。

2. 身体状况　阿尔茨海默病发展阶段不同，其表现与症状也各有不同。临床前期主要表现为主观认知下降（不限于记忆）或伴有轻度的精神行为改变，但客观测试结果正常；轻度认知损害表现为主观认知下降，且客观测试证实认知障碍或有精神行为评估的证据，此时可独立进行日常生活活动，但可能对较复杂的日常生活活动造成轻度的影响；轻度及中度痴呆表现为进行性认知障碍和精神行为改变，对日常生活产生广泛的影响，基本日常生活活动功能受到部分影响，不能独立生活，经常需要帮助；重度痴呆表现为进行性认知障碍和精神行为改变，可能无法进行正常交流，对日常生活产生严重的影响，包括自我照料在内的基本活动受损，完全依赖帮助。

3. 评估量表　患者可出现认知功能损害，常用量表有简易精神状态检查量表、Barthel指数评定量表、神经精神症状问卷等。Barthel指数评定量表是用于评估日常生活活动能力，也是提供阿尔茨海默病治疗和护理方案的重要依据（参见第2章第1节）。评估阿尔茨海默病患者的神经精神行为症状多采用神经精神症状问卷（表6-9）。

表6-9　神经精神症状问卷

症状	有/无	频率	严重程度	频率×严重程度	照护者苦恼程度
（1）妄想（错误的观念，如认为别人偷他的东西，怀疑有人害他，怀疑配偶不忠，怀疑要遗弃他等）					
（2）幻觉（视幻觉或听幻觉，看到或听到不存在的东西或声音，与实际不存在的人说话）					
（3）激越/攻击性（拒绝别人的帮助，难以驾驭、固执。向别人大喊大叫，打骂别人）					
（4）抑郁/心境恶劣（说或表现出伤心或情绪低落，哭泣）					
（5）焦虑（与照护者分开后不安，出现气促、叹气、不能放松或感觉紧张等精神紧张的表现。对将来的事情担心）					
（6）欣快（过于高兴、感觉过于良好，对别人并不觉得有趣的事情感到可笑并开怀大笑，与情景场合不符的欢乐）					
（7）情感淡漠（对以前感兴趣的活动失去兴趣，对别人的活动和计划漠不关心。自发活动比以前减少）					
（8）脱抑制（与陌生人说话。自来熟等行为突兀。说话不顾及别人感受，说粗话或谈论性，以前他不会说这些）					
（9）易激惹/情绪不稳（不耐烦或疯狂的举动。对延误无法忍受。对计划中的活动不能耐心等待，突然暴怒）					
（10）异常运动行为（反复进行围着房屋转圈、摆弄纽扣、用绳子包扎捆绑等无意义的活动。无目的活动。多动）					
（11）睡眠/夜间行为（晚上把别人弄醒，早晨很早起床。白天头昏打盹）					
（12）食欲和进食障碍（体重增加或减轻，喜欢食物的口味发生变化）					
总分					

注：①知情者与受试者的关系：老伴；子女；其他。②症状：1分=有；2分=无。③频率：1分=偶尔或少于每周一次；2分=经常或大约每周一次；3分=每周几次但少于每天一次；4分=十分频繁，每天一次或更多或持续。④严重程度：1分=轻度，可以觉察但是不明显；2分=中度，明显但不十分突出；3分=重度，非常突出的变化。⑤照护者的苦恼程度：0分=不苦恼；1分=极轻度的苦恼，照护者不必采取措施应对；2分=轻度苦恼，照护者很容易应对；3分=中度苦恼，照护者难以应对；4分=严重苦恼，照护者几乎无法应对；5分=极度苦恼，照护者无法应对。

4. 辅助检查

（1）影像学检查　①CT主要表现为皮质萎缩变薄，脑室扩大，脑裂增宽。有的呈现正常或轻度脑萎缩。②磁共振成像表现为全脑萎缩，主要为大脑半球的萎缩，双顶叶、颞叶、岛叶，以及海马回、海马旁回等的萎缩，体积减小等。两者相比较，磁共振成像在显示衰老和痴呆者脑结构方面有更好的准确性和敏感性。

（2）脑脊液检查　阿尔茨海默病者的脑脊液常规检查一般没有异常，但如果要与慢性或亚急性的脑部炎性疾病鉴别，脑脊液检查是有必要的。

（3）脑电图检查　阿尔茨海默病患者的常规脑电图可显示与年龄相关的脑电减弱的表现，即对称性的枕部优势节律减慢，波幅降低。

（二）脑血管疾病

脑血管疾病（CVD）是指发生在脑部血管、由颅内血液循环障碍而造成的脑组织损害及脑功能障碍的一组疾病，包括血管管腔闭塞或狭窄、血管破裂、血管畸形、血管壁损伤或通透性改变等各种脑血管病变引发的局限性或弥散性脑功能障碍。脑卒中是脑血管疾病的主要临床类型，包括缺血性脑卒中和出血性脑卒中，是老年人神经系统的常见病和多发病，发病率、病死率和致残率都很高，是目前导致人类死亡的三大原因之一。

1. 健康史　询问患者有无动脉粥样硬化、高血压、高血糖、外伤等病史；有无心房颤动、颈动脉斑块、风湿性心脏瓣膜病等病史；了解患者发病前有无脱水、大出血、心力衰竭、心律失常、降压药使用过量等；了解患者的生活习惯、吸烟饮酒情况及家族史；了解患者疾病发生的时间、症状、当时患者的活动情况。

2. 身体状况

（1）脑栓塞　老年脑栓塞发作急骤，多在活动中发病，无前驱症状，意识障碍和癫痫的发生率高。且神经系统的体征不典型。部分患者有脑外多处栓塞证据，如肺栓塞、肾栓塞或下动脉栓塞等。

（2）大动脉粥样硬化性脑梗死　约25%老年人发病前有短暂性脑缺血发作史。多在睡眠或安静状态下起病。发病时一般神志清楚，局灶性神经系统损伤的表现多在数小时或2～3天内达高峰，且因不同动脉阻塞表现各异。其中大脑中动脉闭塞最为常见，可出现典型的“三偏”症状：对侧偏瘫、偏身感觉障碍、同向偏盲。

（3）出血性脑卒中　起病急骤，多数为10min至数小时的发展过程。患者多在精神紧张或体力活动时发病。发病时，突感心中不适、头痛、一侧肢体麻木无力，患者可突然倒地呕吐，并有进行性言语不清和昏迷、鼾声大作、小便失禁、抽搐等表现。

3. 辅助检查

（1）影像学检查　①磁共振成像对脑梗死敏感性高，可早期发现，尤其对脑干和小脑梗死的诊断率高。②头颅CT可显示梗死的部位、大小及数量等。脑梗死的类型不同，CT的表现也不同，如缺血性梗死发病后期平扫CT表现为低密度灶，而腔隙性梗死，CT则表现为脑深部的片状低密度区。

（2）其他检查　血液常规检查，如全血细胞计数、生化检查、凝血酶原试验等，协助评价机体的状况并排除其他疾病。

第6节　内分泌系统评估

案例 6-6

袁奶奶，66岁。2年前出现全身无力、排尿增多的现象，无明显心悸、多汗的症状。目前睡眠、食欲均正常，体重已经减轻了5kg。既往无服用特殊药物史的情况，自行使用血糖仪检测后显示：空腹血糖9.1mmol/L，餐后2h血糖13.8mmol/L。

问题：1. 对于案例中的老年人应进行哪方面的评估？评估中的注意事项有哪些？

2. 评估人员在评估过程中应注意哪些要点？

一、内分泌系统老化表现

随着年龄的增长，内分泌各个轴及其激素的产生和降解、靶器官对于激素的敏感性，以及内分泌细胞分布的器官、细胞（如心血管、脂肪细胞等）均会发生不同的变化，该系统老化表现主要有以下几方面。

（一）胰岛

老年人胰岛萎缩，B细胞减少，释放胰岛素延迟，糖代谢能力降低；而细胞膜上胰岛素受体减少，使机体对胰岛素的敏感性下降导致老年人葡萄糖耐量降低，这是老年人糖尿病发病增高的原因之一。另外，胰高血糖素分泌异常增加，使老年人2型糖尿病的发病率增高。由于胰岛素敏感性下降及细胞储备能力降低，危重病症或应激状态下，老年人更易发生应激性血糖升高、糖尿病或糖尿病的急性并发症。

（二）垂体

男性垂体体积稍有下降，女性在绝经后体积变化不显著。垂体分泌激素的水平和分泌的模式会随着增龄而出现变化。例如，血清中的促甲状腺激素水平会随着年龄的增加而升高。

（三）甲状腺

随着年龄增长，甲状腺体积会逐渐缩小、重量减轻。老年人的甲状腺分泌的甲状腺素（T_4）水平相对稳定，合成甲状腺激素的量减少。

（四）松果体

松果体随着年龄的增加，其钙化程度也会逐渐加重。其分泌和合成的褪黑素的量也会随增龄逐渐递减。

（五）甲状旁腺

成人后，甲状旁腺会随着年龄的增长，重量逐渐减轻。

（六）胸腺

胸腺随着衰老过程的发展，会出现逐渐萎缩的情况。胸腺分泌的胸腺素，自成熟期开始退化，20岁后胸腺在血浆中的浓度开始降低，在老年人中其值呈最低水平。

（七）其他

女性的卵巢进入更年期后，开始逐渐缩小变硬。男性的睾丸在重量上变化不明显。随着年龄增长，胰腺腺泡缩小，胰岛体积变小，细胞核变形并出现不正常分裂。下丘脑随年龄的增加，重量也会逐渐减轻。

二、内分泌系统常见疾病与评估

（一）老年糖尿病

老年糖尿病是指老年人由于体内胰岛素分泌不足或胰岛素作用障碍引起内分泌失调，从而导致物质代谢紊乱，出现高血糖，高血脂，蛋白质、水与电解质水平等紊乱的代谢病。随着我国老龄化的加剧，老年糖尿病患病率明显增高。我国老年人糖尿病患病率达20%，糖尿病正严重威胁着老年人的健康。老年退行性改变个体差异性较大，因此需要为老年人制订个性化的治疗方案。主要从以下几个方面评估。

1. 健康史　评估患者年龄、起病特点，有无糖尿病家族史、肥胖、高脂血症、感染；评估患者饮食习惯、进食量、生活方式、运动情况、身高、体重等；评估患者的意识和生命体征、皮肤和黏膜、眼部及神经系统等状况；询问患者患病后治疗和病情的控制情况。

2. 身体状况　老年糖尿病患者早期常无明显的“三多一少”症状（即多饮、多尿、多食、不明原因的体重下降），有的仅表现为葡萄糖耐量降低或出现餐后血糖升高及尿糖阳性。仅有不到40%的老年患者有多饮、多尿、多食及体重减轻的症状。老年糖尿病患者并发症和（或）伴发病较多，甚至以并发症或伴发病为首发表现。

除上述症状与体征之外，糖尿病常见的并发症表现如下。

1）急性并发症：①低血糖，是老年糖尿病患者尤其需警惕的急性并发症。常不表现为出汗、心慌、手抖等典型症状，而表现为头晕、视物模糊、意识障碍，夜间低血糖，可表现为睡眠质量下降、做噩梦等，无症状性低血糖发生风险更高。②高血糖高渗状态（HHS），部分老年糖尿病患者以HHS为首发症状，表现为高血糖症状、脱水症状及神经系统症状，表现为烦渴、多饮、淡漠、嗜睡，甚至出现幻觉、癫痫样发作、昏迷等表现。③糖尿病酮症酸中毒（DKA），多因停用胰岛素或出现感染、外伤等应激情况而诱发，表现为恶心、呕吐、食欲减退、腹痛等症状，常伴头痛、烦躁、嗜睡。老年糖尿病患者神经系统表现更突出，而胃肠道表现不明显。④乳酸酸中毒，常见于严重缺氧及肾功能不全的患者，起病较急，患者有深大呼吸、神志模糊、木僵、昏迷等症状，乳酸酸中毒发生率低，但是死亡率高。

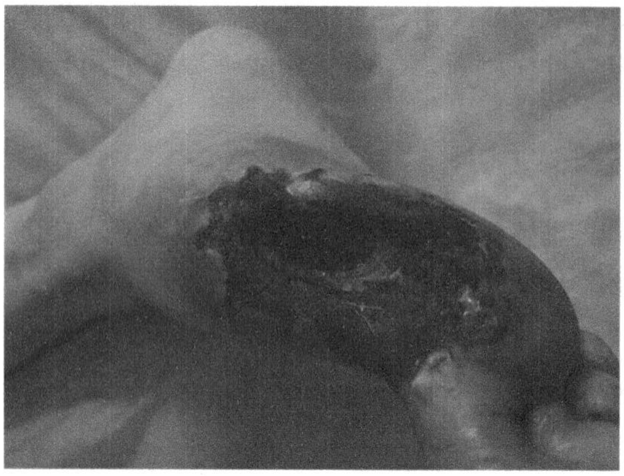

图6-4　糖尿病足

2）慢性并发症：①糖尿病相关眼病；②糖尿病肾病；③糖尿病神经病变及糖尿病足等（图6-4）。

3. 辅助检查及诊断标准

（1）辅助检查　糖尿病患者的辅助检查主要包括血糖检测，方式主要包括静脉血浆血糖测定、毛细血管血糖测定、糖化血红蛋白测定、糖化白蛋白。

1）静脉血浆血糖：包括空腹血糖、糖负荷后血糖、随机血糖。测得的血糖值是诊断患者是否患有糖尿病的依据。

2）毛细血管血糖：可快速检测血糖，为临床诊断及治疗提供参考，是自我血糖监测的主要手段。

3）糖化血红蛋白：反映既往2～3个月血糖控制状况，是临床决定是否需要调整治疗的重要依据，也可以作为糖尿病诊断的依据之一。

4）糖化白蛋白：反映检测前2～3周的平均血糖，评价患者短期糖代谢控制情况。

（2）诊断标准　采用WHO 1999年的糖尿病诊断标准，即根据空腹血糖、随机血糖或口服葡萄糖耐量试验后2h血糖作为糖尿病诊断的主要依据，无糖尿病典型临床症状时必须重复检测以确认诊断。老年糖尿病诊断标准：典型糖尿病症状（烦渴多饮、多尿、多食、不明原因体重下降）加上随机静脉血浆葡萄糖≥11.1mmol/L；或加上空腹静脉血浆葡萄糖≥7.0mmol/L；或加上葡萄糖负荷后2h静脉血浆葡萄糖≥11.1mmol/L。无糖尿病典型症状者，须改日复查确认（表6-10）。WHO建议在条件具备的国家和地区采用糖化血红蛋白≥6.5%作为糖尿病的诊断切点。

表6-10　老年糖尿病诊断标准

诊断标准	静脉血浆葡萄糖或糖化血红蛋白水平
有典型糖尿病症状（烦渴多饮、多尿、多食、不明原因体重下降）	
或加上随机血糖	≥11.1mmol/L
或加上空腹血糖	≥7.0mmol/L
或加上葡萄糖负荷后2h血糖	≥11.1mmol/L
或加上糖化血红蛋白	≥6.5%
无糖尿病典型症状者，须改日复查确认	

注：随机血糖指不考虑上次用餐时间，一天中任意时间的血糖，不能用来诊断空腹血糖受损或糖耐量异常；空腹状态指至少8h没有进食热量；糖化血红蛋白需在符合标准化测定要求的实验室进行检测。

4. 健康状态的综合评估 老年糖尿病患者健康状态个体差异很大，常伴有不同程度的认知功能障碍及复杂的基础疾病，以多学科团队为依托，在临床医生、营养师、康复治疗师和护士的共同合作下，对患者的各方面情况进行综合评估，进而制订个体化的可长期坚持的方案。

对老年糖尿病患者的健康状态的评估，包括共患疾病情况、肝肾功能、用药情况、日常生活活动能力、认知功能、精神状态、营养情况等多方面综合评估，将每一位老年糖尿病患者的健康状态分为“良好”“中等”和“差”三个等级（表6-11）。基于此评估结果，制订老年糖尿病患者个体化的治疗、护理及康复策略。

表6-11 老年健康状态综合评估

健康等级	老年糖尿病患者特点
良好	患者无共病或合并≤2种除糖尿病外的慢性疾病（包括脑卒中、高血压、1～3期慢性肾脏疾病、骨关节炎等）和患者无ADL损伤，IADL损伤数量≤1
中等	患者合并≥3种除糖尿病外的慢性疾病（包括脑卒中、高血压、1～3期慢性肾脏疾病、骨关节炎等）和（或）患者满足以下任意一项：①中度认知功能受损或早期痴呆；②IADL损伤数量≥2
差	患者满足以下任意一项：①合并≥1种治疗受限的慢性疾病（包括转移性恶性肿瘤、需氧疗的肺部疾病、需透析的终末期肾病、晚期心力衰竭）且预期寿命较短；②中、重度痴呆；③ADL损伤数量≥2；④需长期护理

（二）甲状腺功能亢进

甲状腺功能亢进（甲亢）是由于甲状腺激素合成和分泌增加，导致基础代谢增加和交感神经系统的兴奋性增加，最后甲状腺呈现高功能状态的一组疾病。

本病在老年人中表现不典型，加之老年人合并症多，因此在甲亢初期时常被误诊或漏诊。老年人甲亢有其自身临床特点：老年人的高代谢综合征、突眼和甲状腺肿大远低于中青年患者，常表现为感情淡漠、嗜睡、精神错乱、反应迟钝，有时仅表现为心绞痛、心律失常、消瘦、腹泻等消化系统和心血管系统的表现。另外，由于老年人甲亢起病隐匿、病程长，易诱发危象，应予以警惕。老年甲亢患者合并症多且身体各器官老化，故多采用药物治疗而不宜手术。

1. 健康史 评估患者有无毒性弥漫性甲状腺肿（Graves病）家族史、其他自身免疫性疾病史；发病前有无感染、精神刺激等诱因；询问女性患者月经、生育史等情况。

2. 身体状况

（1）甲状腺肿大 一般呈对称性，可随吞咽动作上下移动，质软无压痛，可闻及杂音，触及震颤。

（2）三碘甲腺原氨酸（T_3）、T_4过多综合征 ①高代谢综合征：患者有怕热、多汗、易饿、多食、体重下降等。②消化系统：患者食欲亢进，大便次数多，甚至出现腹泻。③心血管系统：胸闷、气短；心率加快、收缩压增高、舒张压降低、脉压增大，甚至出现严重心律失常，心脏扩大、心力衰竭，出现甲亢性心脏病。④运动系统：患者可出现肌无力、肌萎缩或周期性瘫痪。⑤血液系统：部分患者可出现贫血、紫癜等。⑥精神神经系统：多语、好动、易激动、神经过敏、注意力不集中，伸舌或双手前伸时有细微震颤。

（3）突眼征 患者可出现突眼，是甲亢最具特征性的临床表现。分为单纯性突眼和浸润性突眼。

（4）甲状腺危象 是病情恶化时出现的一系列严重症状，与各种原因导致的T_3、T_4大量释放入血有关。表现为①心率≥140次/分；②体温≥39.5℃；③恶心、呕吐、大汗、腹泻、休克；④嗜睡或谵妄、昏迷；⑤可合并肺水肿及心力衰竭。

3. 辅助检查

（1）甲状腺功能测定 包括血清总三碘甲腺原氨酸（TT_3）、血清总甲状腺素（TT_4）、游离三碘甲腺原氨酸（FT_3）、游离甲状腺素（FT_4）、促甲状腺激素（TSH）测定。血清TSH浓度的变化是反映甲状腺功能最敏感的指标。这些指标在甲亢和甲减的诊断、病情严重程度评估、疗效监测上均有价值。

（2）甲状腺碘^{131}I摄取率　可辅助甲状腺毒症的病因鉴别。

（3）影像学检查　①B超可准确有效地观察到患者甲状腺的体积大小、形态及其组织结构，有无结节，压迫气管、血管，钙化等情况，可提供准确的治疗依据，诊断价值高。②CT具有较高的空间分辨率和很高的密度分辨率，能够清楚显示甲亢病变，特别是局限性结节的边缘轮廓，实质内的囊变、钙化等征象。

第7节　运动系统评估

案例6-7

赵伯伯，75岁。2年前因摔倒而出现右尺骨骨折，1年前因再次摔倒，左侧腕骨出现骨折，今年4月因腰背部的疼痛出现加重，开始进行口服镇痛药的治疗。在同月查骨密度显示前臂骨密度T值低于-2.5。赵伯伯曾有过慢性腹泻病史大约3年，无食管病变，未使用糖皮质激素，无长期饮咖啡习惯。

问题：1. 对于案例中的老年人应进行哪方面的评估？

2. 护理人员在评估过程中应注意哪些要点？

一、运动系统老化表现

人体的运动系统主要由关节、骨、骨骼肌3部分组成。随着年龄的增长，运动系统功能减退。骨骼肌质量和强度的丢失是运动系统衰老过程的典型症状，增加老年人发生骨折的风险。

（一）脊柱

脊柱因发生变短变弯，老年人身高下降。与缩短和弯曲的躯干相比，臂和腿可能显得长一些。

（二）骨骼

因骨质的减少或丢失，骨脱钙并转移到血流中。骨量减少，骨组织的微细结构破坏，导致骨骼的强度降低，容易导致骨质疏松，骨骼发生变形，如脊柱变弯、变短，身高降低，甚至骨折等。因骨细胞与其他组织细胞的老化，骨的修复与再生能力减退，容易导致骨折后愈合时间延长或不愈合的比例增加。

（三）关节

由于胶原细胞的形成减少，关节的弹性及伸缩性均降低。变化最多的是关节软骨。随着年龄增长，逐渐发生软骨变性与骨质增生，使关节灵活性和活动度降低，造成明显的关节活动范围减小，关节逐渐退化。

（四）韧带

老年人韧带松弛、韧带弹性丧失，关节稳定度降低，膝部和肘部易出现轻微屈曲的情况。

（五）肌肉

大多数酶的活性随年龄增加而减少，尤其是在肌收缩期时能释放能量的酶。随年龄增长，肌纤维的直径和数量均减少，肌纤维由脂肪和胶原所替代，肌肉可出现进行性的丧失。

二、运动系统常见疾病与评估

（一）颈椎病

颈椎病，又称颈椎综合征，是由颈椎间盘退行性变、椎管内后纵韧带、黄韧带增生及椎小关节退行性变所致的颈髓、神经根和颈椎血管受压而引起的以颈肩痛和肢体麻木为主要表现的综合征。该类患者轻则感到头、颈、肩及手臂疼痛麻木，重则可出现肢体酸软无力，甚至出现大小便失禁及瘫痪等。随着人口老龄化进程的加快，颈椎病的患病率不断上升，成为严重影响人类健康的慢性疾病。具体从以下几个方面进行评估。

1. 健康史　评估颈部活动是否灵活，上肢活动有无酸麻、针刺感，有无头晕、眼花等症状。了解生活习惯与家庭生活、职业状况，如生活是否规律、饮食是否规律、从事何种职业、从事职业的时间等。

2. 身体状况　根据受累组织和结构的不同，颈椎病分为不同类型。

（1）颈型颈椎病（又称软组织型）　临床上较多见，实际上为各型颈椎病的早期阶段。表现为颈部不适感及活动受限，主要颈部不适感有颈部疼痛、颈部酸胀、颈部发僵，活动或者按摩后好转。晨起、劳累、姿势不正及寒冷刺激后突然加剧。活动颈部有“嘎嘎”响声，颈部肌肉僵硬。用手按压颈部有疼痛点。按摩颈部有韧带“弹响”，转动颈部不够灵活等。还会伴有双肩发沉，肩部酸痛胀痛。

（2）神经根型颈椎病　由椎间盘退变或突出、椎体后缘及钩椎关节骨赘形成、颈椎不稳等因素引起的单侧或双侧神经根受压所致，是临床上最常见的颈椎病类型，神经根受压引起相应神经分布区疼痛为主要临床表现。

（3）脊髓型颈椎病　当以上病变进一步发展，椎间盘突出、骨赘形成、韧带骨化造成椎管的继发性狭窄，压迫脊髓或引起缺血，导致脊髓功能障碍。以四肢麻木无力、感觉和运动障碍为主要症状。

（4）椎动脉型颈椎病　椎体不稳、椎间盘狭窄造成椎动脉受到挤压，或椎体边缘及钩椎关节等处的骨赘直接压迫椎动脉、刺激椎动脉表面的交感神经引起椎动脉短暂的血流变化。本型较少见，临床上可有反射性头痛和脑缺血的表现。有时可出现下肢无力与突然摔倒现象。有时当头转到一个位置时即感到头晕、恶心、呕吐。

（5）交感型颈椎病　是指因颈椎各种病变刺激交感神经，从而产生眩晕、头痛、恶心呕吐、耳鸣、视物模糊、记忆力下降、心律失常及胃肠功能紊乱等。

3. 辅助检查　①X线检查：可以了解颈椎的生理曲度、椎间隙改变、是否有骨质增生、是否关节错位等。②CT、MRI：对于椎间盘突出的位置、移位方向、大小显示清晰，使医生清楚了解脊髓是否受压及受压的情况。③经颅多普勒（TCD）、椎动脉造影：了解颈椎部位的血管病变情况。④肌电图：了解颈丛神经受损情况。

（二）骨质疏松症

骨质疏松症（osteoporosis）是一种以骨量低、骨组织微结构损坏导致骨脆性增加、易发生骨折为特征的全身性代谢性骨病。骨质疏松症多见于绝经后女性和老年男性。多重诱因可引发过度骨重建或骨重建过程中骨吸收和骨形成失衡，造成骨量减少、骨质量下降，导致骨强度降低，最终发生骨质疏松症（图6-5）。具体从以下几个方面进行评估。

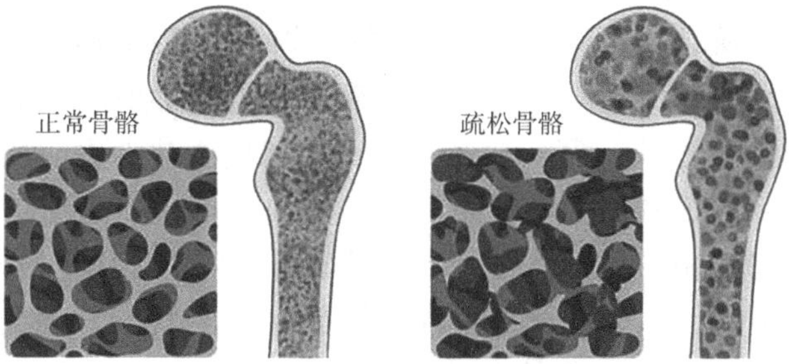

图6-5　骨质疏松症

1. 健康史 了解有无活动过少或活动过度、钙和维生素D摄入不足、吸烟、酗酒、长期卧床、光照不足、雌激素减少、应用糖皮质激素等导致骨质疏松症的危险因素。

2. 身体状况

（1）骨痛和乏力 轻者无症状，仅在X线片或骨密度测量时被发现。较重患者常诉腰痛、乏力或全身骨痛。骨痛通常为弥漫性，无固定部位，体检不能发现压痛区/点。乏力常于劳累或活动后加重，负重能力下降或不能负重。

（2）骨折 因轻微活动或创伤而诱发，弯腰、负重、挤压或摔倒后发生骨折。多发部位为脊椎、髋部和前臂，但其他部位亦可发生，如肋骨、盆骨、肱骨，甚至锁骨和胸骨等。

（3）脊柱变形，身材缩短 常见于椎体压缩性骨折，有或者无明确诱因。身材变矮，严重者伴驼背等脊柱畸形。

3. 辅助检查 ①骨密度测定：目前临床最常用的骨密度测量方法有双能X线吸收检测法（DXA）。DXA骨密度测量可用于骨质疏松症的诊断、骨折风险性预测和药物疗效评估。②胸、腰椎X线侧位片及骨折判定：在骨质疏松性骨折的危险人群中开展椎体骨折的筛查。第4胸椎至第1腰椎和第12胸椎至第5腰椎的胸腰椎X线侧位片可作为骨质疏松椎体压缩性骨折及其程度判定的首选方法。③骨转换标志物测定（骨代谢转换率评价）。④实验室检查：血常规，尿常规，肝、肾功能，血钙、磷和碱性磷酸酶水平等。

第8节 泌尿、生殖系统评估

案例 6-8

张爷爷，76岁。4年前无诱因出现进行性排尿困难的现象，同时伴有尿线细、排尿不尽的问题。张爷爷每晚夜尿次数2～3次，未出现排尿不能的情况，无发热，无腰痛，无血尿。1个月前出现尿频尿急的情况，尿线比之前更细了，夜尿每晚次数4～5次，无血尿、腰痛的情况。

问题：1. 对于案例中的老年人应进行哪方面的评估？评估中的注意事项有哪些？

2. 护理人员在评估过程中应注意哪些要点？

一、泌尿、生殖系统老化表现

泌尿系统由肾脏、输尿管、膀胱和尿道组成。老年人随着年龄的增长，泌尿系统的形态和生理功能均逐渐发生变化。

1. 肾脏 形如蚕豆，为实质性器官，左右各一。重为134～150g，位于腹腔后上部脊柱两旁浅窝中，右肾位置略低于左肾1～2cm。肾脏是排泄代谢终末产物及多余水分的重要器官，调节体液平衡。此外肾脏还具有生物合成功能。老年人泌尿系统的老化主要表现在肾脏的改变上，老年人肾脏形态结构改变主要有肾小球滤过率下降，包括储钠及排钠功能受损，浓缩稀释功能受损，尿酸化功能受损等；肾脏皮质减少，功能减退；肾脏血流量减少，皮质血流量减少，对血管扩张剂反应性下降。从形态上，老年人肾脏随着年龄增长而逐渐缩小。肾实质丧失以肾小球皮质减少更明显，肾髓质较轻。相反肾小球毛细血管袢间充填组织即系膜区随年龄增长而增加。老年人肾小管间质的间隙增宽，结缔组织增加，纤维变性加重。肾小管细胞呈现脂肪退行性变，基底膜增厚，肾小管憩室增多。

2. 输尿管 为一对肌性管道，主要功能是将肾脏分泌的尿液排泄引入膀胱。

3. 膀胱 成年人膀胱位于骨盆内，为储存尿液的器官。排尿这一生理动作与膀胱逼尿肌和尿道括约肌的协调活动有关。膀胱功能障碍可能引起相应的疾病如尿频、尿急及尿失禁等症状。膀胱改变多有憩室形成，膀胱收缩功能发生变化，肌肉功能减退。这些改变常常引起排尿困难和尿失禁，其中老年患者尿失禁的发生率女性高于男性。随着年龄的增长，夜尿量增多，残余尿量增加，膀胱容量缩小，不能自主控制膀胱收缩，这些功能性改变与局部解剖改变有关。

4. 生殖器 男性生殖器官中的前列腺为单一的实质性器官，形如栗子，重约20g，位于膀胱与尿道生殖膈之间，包绕前列腺部尿道。

二、泌尿系统常见疾病与评估

（一）泌尿系统感染

泌尿系统感染是各种病原微生物在尿路中生长并繁殖而引起的一组炎症性疾病，可分为上尿路感染和下尿路感染。常见致病菌包括大肠埃希菌、变形杆菌、克雷伯杆菌、产气杆菌、产碱杆菌、粪链球菌、葡萄球菌或铜绿假单胞菌等，偶尔还可由真菌、病毒、寄生虫等致病。具体从以下几个方面进行评估。

1. 健康史 评估老年患者排尿情况，如尿液颜色改变，有无混浊、夜尿增多、尿液排不出及尿液有无特殊气味等。评估老年患者有无腰部疼痛，疼痛持续的时间、性质、诱因。评估老年患者有无血尿，血尿发生的时间，是全程血尿还是终末血尿，以判断老年患者是否有泌尿系统感染或泌尿系统肿瘤。

2. 身体状况 常见临床表现包括尿频、尿急、尿痛等尿路刺激症状，以及发热、寒战、腰痛、头痛等全身中毒症状。在老年人感染性疾病中泌尿系统感染仅次于呼吸道感染，居第二位。泌尿系统感染可见于任何年龄，但是其发生率随着年龄增长而明显增加，尤其以女性多见。

（1）急性肾盂肾炎 急骤起病，高热寒战、全身酸痛等。严重者可发生败血症、感染性休克等。体征有肾区叩击痛。

（2）慢性肾盂肾炎 一般表现较急性为轻，常为无症状性细菌尿，不规则低热，轻度尿频、尿痛，伴有高血压，有的以高血压为主要症状；部分老年人尿路感染后可仅表现为乏力、精神萎靡、下腹不适、腰骶酸痛、食欲下降、夜尿增多、尿失禁等非典型症状。

（3）急性膀胱炎 多为上行感染所致，可同时伴有尿道炎。表现为尿频、尿急、尿痛及血尿，可伴有下腹部不适感。女性患者多不伴发热及全身表现，老年患者表现多不典型，有时仅表现为腹部不适感。男性患者因常伴有急性前列腺炎及尿道炎，可表现为畏寒、高热、会阴部疼，尿道烧灼感，尿道脓性分泌物或白色黏液样物质排出。

（4）慢性膀胱炎 急性感染期治疗不彻底，病情迁延，或反复多次急性感染，或存在尿路梗阻、尿路畸形，致尿中持续或反复出现白细胞，或尿培养有细菌生长，但尿路刺激症状不明显。老年患者常可表现为无症状性菌尿。

（5）无症状性菌尿 在没有泌尿系统感染症状或体征的个体中，适当收集的尿液标本中能分离出特定数量的细菌。常见于老年人及留置尿管的患者。

3. 辅助检查

（1）细菌学检查 ①尿细菌定量培养：诊断泌尿系统感染的金标准是有真性细菌尿。②尿涂片镜检细菌：主要有下述两种方法，尿沉渣涂片镜检细菌法、非尿沉渣涂片镜检细菌法。③膀胱穿刺取尿细菌定性培养：清洁中段尿及导尿均无法避免污染，故应行定量培养，膀胱穿刺尿行细菌定性培养很可靠，不会有假阳性。

（2）彩超 有利于明确输尿管和膀胱是否存在水肿和出血，还可以明确观察出肾脏大小和有没有感染等其他问题。

（3）血常规检查 通常观察白细胞的数值，可以判断是否出现细菌或病毒性的感染。

（二）良性前列腺增生

良性前列腺增生是引起中老年男性排尿障碍最为常见的一种良性疾病。在组织学上主要表现为前列腺间质和腺体成分的增生，对于中老年男性患者而言前列腺增生是引起下尿路症状的最常见原因。

1. 健康史 评估患者吸烟、饮食、饮酒和性生活等情况；患者平时饮水习惯，是否有足够的液体摄入和尿量。评估患者排尿困难程度及夜尿次数；有无尿潴留情况、血尿及尿路刺激症状；有无憋尿习惯；有无并发疝、痔、脱肛等情况。评估患者有无高血压、糖尿病史等。

2. 身体状况

（1）尿频、尿急　尿频是前列腺增生的早期信号，且逐渐加重，尤其表现为夜尿次数增多。引起尿频的原因：早期是由于膀胱颈部充血导致膀胱逼尿肌反射亢进，后期是由增生前列腺引起尿道梗阻，使膀胱内残余尿增多而膀胱有效容量减少所致。夜尿次数增多可由逼尿肌不稳定或肾脏失去产生尿液的正常节律所引起。夜间迷走神经兴奋，膀胱张力降低致残余尿量增多。一般来说，夜尿次数的多少常与前列腺增生的程度平行。原来不起夜的老年人出现夜间排尿1～2次，常反映早期梗阻，而从2次/夜发展至4～5次/夜甚至更多，说明病变发展和加重。

（2）进行性排尿困难　主要表现为排尿缓慢、排尿费力、排尿延时、射尿无力、尿线细小、尿滴沥、分段排尿及排尿不尽等。由于增生的前列腺阻塞，患者排尿要使用更大的力量克服阻力，以致排尿费力；增生的前列腺将尿道压瘪致尿线变细；随着病情的发展，可出现排尿中断、排尿后滴沥不尽等症状。前列腺增生引起排尿梗阻由两种因素构成：一是增生的前列腺组织对前列腺部尿道压迫的静力因素；二是与交感神经兴奋程度有关的动力因素。

（3）尿失禁、血尿、肾功能不全　晚期良性前列腺增生，常致膀胱代偿功能衰竭而扩大，膀胱残余尿量不断增加。当膀胱内积存大量残余尿时，由于膀胱过度膨胀，膀胱内压力增高至超过尿道阻力后尿液可随时自行溢出，称充盈性尿失禁。夜间熟睡时盆底肌肉松弛，更易使尿液自行流出而发生遗尿。前列腺黏膜上的毛细血管及小静脉充血、扩张，膀胱收缩时，血管破裂出血，可引起肉眼或镜下血尿。出血量不等多为间歇性，偶有大量出血，血块充满膀胱。晚期由于长期尿路梗阻而导致两肾功能减退而出现氮质血症，表现为食欲缺乏、恶心、呕吐及贫血等。

3. 辅助检查

（1）体格检查　最常用的是直肠指诊，前列腺增生直肠指诊可触及增大的前列腺，表面光滑，质韧，中央沟变浅或消失。

（2）实验室检查　如尿常规，血清PSA检查等。检测血清PSA水平可以与前列腺癌相鉴别，另外，血清PSA水平还可以作为一项危险因素预测良性前列腺增生的临床进展，从而指导治疗。

（3）影像学检查　如泌尿系超声、CT等。可以评估肾、输尿管有无扩张、积水、结石或占位性病变，以及前列腺的形态、大小、有无异常回声、突入膀胱的程度和残余尿量等。如果怀疑前列腺癌，需要做前列腺磁共振检查。

（4）膀胱镜检查　如果怀疑良性前列腺增生患者合并尿道狭窄、膀胱内占位性病变时需要做尿道膀胱镜检查。

（5）国际前列腺症状（IPSS）评分见表6-12。

表6-12　国际前列腺症状（IPSS）评分

在最近一个月内，您是否有以下症状	在五次中						症状评分
	无	少于一次	少于半数	大约半数	多于半数	几乎每次	
1.是否经常有尿不尽感	0	1	2	3	4	5	
2.两次排尿间隔是否经常小于2h	0	1	2	3	4	5	
3.是否曾经有间断性排尿	0	1	2	3	4	5	
4.是否有排尿不能等待现象	0	1	2	3	4	5	
5.是否有尿线变细现象	0	1	2	3	4	5	
6.是否需要用力及使劲才能开始排尿	0	1	2	3	4	5	

续表

在最近一个月内，您是否有以下症状	在五次中						症状评分
	无	少于一次	少于半数	大约半数	多于半数	几乎每次	
7.从入睡到早起一般需要起来排尿几次	0	1	2	3	4	5	

注：增生严重程度判断：0～7分为轻度；8～19分为中度；20～35分为重度。

（6）尿动力学评估　可以通过护垫试验、膀胱日记、静脉尿动力图、尿道压力测定等对尿路的通畅程度进行评估。

自 测 题

选择题

1. 关于体重指数，以下陈述正确的是
   A. BMI=体重（kg）/[身高（m）]^2
   B. BMI=体重（kg）/[身高（m）]
   C. BMI=身高（m）/[体重（kg）]
   D. BMI=身高（m）/[体重（kg）]^2
   E. BMI=身高（cm）/[体重（kg）]^2
2. 下列关于血压测量错误的是
   A. 血压计应放在受检者大约心脏水平部位
   B. 在测压前，被测者应安静休息10～30min，精神放松
   C. 在测压前，被测者可以喝茶
   D. 在测压前，需要询问是否服用影响血压的药物
   E. 在测压前，被测者应保持安静
3. 关于脉搏的测量正确的是
   A. 测量位置：桡动脉近手腕处
   B. 测量时间为1min
   C. 若搏动不规律需要计数5min
   D. 不需要压力，手指轻轻搭在桡动脉处即可
   E. 在测压前，被测者可以饮酒
4. 关于老年人的疾病特点，以下描述错误的是
   A. 多病共存　B. 以慢性疾病为主
   C. 症状和体征不典型　D. 迅速康复
   E. 服用多种药物
5. 关于冠状动脉粥样硬化性心脏病，以下陈述错误的是
   A. 稳定型心绞痛持续时间可达数小时
   B. 稳定型心绞痛以发作性胸痛为主要临床表现
   C. 老年人心绞痛临床表现多不典型
   D. 老年人心绞痛疼痛程度往往较轻，常表现为气促、疲倦、喉部发紧、烧心等症状
   E. 一般在去除诱因后或舌下含用硝酸酯类药物后，稳定型心绞痛可缓解
6. 关于老年人高血压描述，正确的是
   A. 血压持续或3次非同日的血压测量收缩压≥130mmHg和（或）舒张压≥90mmHg
   B. 血压持续或3次非同日的血压测量收缩压≥140mmHg和（或）舒张压≥90mmHg
   C. 血压持续或2次非同日的血压测量收缩压≥130mmHg和（或）舒张压≥90mmHg
   D. 血压持续或2次非同日的血压测量收缩压≥140mmHg和（或）舒张压≥90mmHg
   E. 血压持续或4次非同日的血压测量收缩压≥140mmHg和（或）舒张压≥90mmHg
7. 下列哪项是老年人常见的心血管系统疾病
   A. 低血压　B. 高血脂
   C. 脑出血　D. 高血压
   E. 高血糖
8. 关于老年高血压患者健康的生活方式，描述错误的是
   A. 高强度运动　B. 限盐、健康膳食
   C. 控制体重　D. 不建议饮酒
   E. 中等强度运动
9. 以下不是老年呼吸系统常见疾病的是
   A. 肺结核　B. 慢性阻塞性肺疾病
   C. 肺癌　D. 肺栓塞
   E. 肺尘埃沉着病
10. 关于Karnofsky评分法的描述，正确的是
    A. 得分越低，健康状况越好，越能忍受治疗给身体带来的副作用
    B. 得分越高，健康状况越好，越能忍受治疗给身体带来的副作用
    C. 得分越高，健康状况越差，若低于60分，许多有效的抗肿瘤治疗就无法实施
    D. 得分越低，健康状况越差，若低于30分，许多有效的抗肿瘤治疗就无法实施
    E. 得分越低，健康状况越差，若低于10分，许多有效的抗肿瘤治疗就无法实施
11. 慢性阻塞性肺疾病患者自我评估测试（CAT）：10分＜评分≤20分，以下不太可能是该患者主要表现的是

A. 每周有数日比较正常，但大多数时间都会咳嗽、咳痰
B. 说话也可能气喘吁吁，咳嗽使患者非常疲劳，绝大多数夜晚肺部症状会干扰睡眠
C. 弯腰时会气喘，仅能缓慢地走上数级楼梯
D. 只能慢慢地做轻家务劳动或者只能静养休息
E. 每年有1～2次急性加重

12. 以下不是老年消化道常见疾病的是
A. 肠梗阻　　B. 结直肠癌
C. 慢性萎缩性胃炎　　D. 肠套叠
E. 消化不良

13. 关于幽门螺杆菌预防宣教错误的是
A. 避免食用同一盘食物，推荐分餐制
B. 食用卫生、安全的食物，饮用卫生、安全的水
C. 母亲可咀嚼后喂食婴儿
D. 清洁食品容器并使用安全的牙科设备
E. 使用公筷、公勺等，食用健康且安全的食物

14. 下列哪项不是肠梗阻的临床表现
A. 间歇性腹痛、腹胀
B. 恶心、呕吐
C. 腹部体检可见肠型、腹部压痛、肠鸣音亢进或消失
D. 便中带血
E. 伴或不伴肛门排气或排便

15. 以下关于Barthel指数的说法错误的是
A. 需要评估老年人进食（用餐具将食物由容器送到口中、咀嚼、吞咽等过程）的情况
B. 若老年人准备好洗澡水后，可独立完成洗澡过程则可以得5分
C. 不需要评估老年人上下楼梯的情况
D. 需要评估老年人上下楼梯情况
E. Barthel指数是常用的日常生活活动能力评估工具

16. 以下关于神经系统老化的表现不正确的是
A. 脑组织出现萎缩
B. 听力没有明显变化
C. 认知功能减退
D. 运动系统出现一定改变
E. 听力变化

17. 老年甲亢患者临床表现不包括
A. 伴有突眼征
B. 甲状腺大小无改变
C. T_3、T_4过多综合征
D. 当病情恶化时，可能会出现甲状腺危象
E. 甲状腺肿大

18. 以下关于老年糖尿病患者的说法不正确的是
A. 需要对患者的各方面情况进行综合评估
B. 需要控制血糖
C. 老年糖尿病患者常有并发症
D. 患者不会发生低血糖
E. 低血糖是糖尿病严重的并发症

19. 下列哪项不属于颈椎病的类型
A. 神经根型颈椎病
B. 脊髓型颈椎病
C. 放射型颈椎病
D. 颈型颈椎病
E. 椎动脉型颈椎病

20. 以下关于骨质疏松症的评估叙述错误的是
A. 需要了解老年人是否存在钙、维生素D等物质的缺乏
B. 若长期服用糖皮质激素，容易让患者出现骨质疏松症
C. 运动系女性绝经期后不容易出现骨质疏松症
D. 原发性骨质疏松症的发生与发展很大程度取决于遗传因素
E. 增龄是骨质疏松症的原因之一

21. 引起骨质疏松症的主要因素不包括
A. 生活方式　　B. 饮食因素
C. 遗传因素　　D. 步态
E. 年龄

22. 肾盂肾炎最常见的感染途径是
A. 直接感染　　B. 上行感染
C. 血行感染　　D. 淋巴道感染
E. 下行感染

23. 关于尿动力学评估的说法不正确的是
A. 包括膀胱日记等方法
B. 可采用国际前列腺症状评分表评估
C. 静脉尿动力图可以协助进行尿动力学评估
D. 包括尿道压力测定
E. 尿动力学评估可了解尿道的通畅情况

（梁思远　代　冉）

第7章 养老机构评估

人口老龄化是人类社会发展的客观趋势，积极应对人口老龄化，事关国家发展和民生福祉，是实现经济高质量发展、维护国家安全和社会稳定的重要举措。目前我国出台了一系列政策措施，进一步完善了养老服务体系和健康支撑体系，彰显了实施积极应对人口老龄化国家战略的坚定决心。发展养老服务业、建设和完善养老服务体系，是现代社会应对人口老龄化的重要举措。

第1节 养老服务

一、概述

养老服务是针对老年人的实际需求，为他们提供必要的服务，满足其物质生活、医疗保健和精神生活等基本需求。养老服务以老年人享有尊严和更高的生活质量为根本，把重视老年人、服务老年人、呵护老年人，让老年人实现“六个老有”（老有所养、老有所医、老有所为、老有所学、老有所教、老有所乐）作为价值目标，既具有一般服务行业的共通性，又具有特殊性（如提供照护、护理和康复等服务）。

养老机构是为老年人提供生活照料、膳食、康复、护理、医疗保健等综合性服务的各类组织。养老机构可以是独立的法人机构，也可以是附属医疗机构、企事业单位、社会团体或组织、综合性社会福利机构的一个部门或者分支机构。养老机构包括敬老院、福利院、养老院、老年公寓、护老院、护养院、护理院等。按照所有权性质不同，可将养老机构分为公办公营、公建民营、民办民营三类，不同类型养老机构保障对象、提供服务、资金筹集等方面具有差异性。

二、养老服务特点

（一）社会性、公益性和福利性

养老服务业的建设与发展需要政府的统筹规划和全社会的支持与参与，应遵循“政府主导、政策扶持、社会参与、市场运作”的原则。养老事业的发展以国家和政府为责任主体，政府承担起城市“三无”（无劳动能力、无收入来源、无法定赡养人）、农村“五保”（保吃、保穿、保医、保住、保葬）等特殊老年群体的养老责任，同时动员全社会各阶层力量来共同推进，特别是需要社会公益资源的介入与补充，推进社会福利社会化，构建经济又高效的养老服务体系。

（二）综合性和地域性

养老服务是一项涉及“医、养、康、宁”等多个方面的综合性系统工程，提供基本生活照料、基础护理、运动康复、文娱活动、精神关爱、紧急救援、安宁疗护等多项服务。同时，由于各地区的社会、经济发展水平和人文、风俗、习惯等方面具有较大的差异性，养老服务方式也相应存在地域性的差别。

（三）专业性和示范性

老年服务机构及管理组织，通过制订岗位专业标准和操作规范，实行职业资格和技术等级管理认证制度，对从业人员开展岗前专业教育和技能教育，逐步提高了老年服务队伍的专业化水平。同时，通过输出标准化的设施设备、专业化的服务人才、规范化的服务标准、优质高效的服务模式，进一步起到将养老服务延伸基层、辐射社区、示范社会的作用。

（四）全人、全员、全程服务

"全人"服务是指不仅要满足老年人的衣、食、住、行等基本生活照料需求，还要满足老年人医疗保健、疾病预防、护理与康复及精神、文化、心理、社会等需求；"全员"服务是指在满足老年人的上述需求基础上，需要全体养老服务人员乃至整个社会群体的共同努力；"全程"服务是指养老服务应关注老年人全生命周期的照护需求，从入住阶段到老年人走完人生的最后阶段。

（五）高风险性

老年人在日常生活中出现突发疾病、意外事件、伤害、突发死亡等的风险较高，一旦发生意外，很容易陷入纠纷当中，风险性极大。同时，养老服务业又是一个投资大、回报周期长、市场竞争激烈的高风险行业，对经营管理、风险防范机制等方面也提出了较高的要求。

三、我国养老服务业主要模式

我国现行的养老模式主要包括以下三种。

（一）家庭养老模式

家庭养老模式，即居家养老，由老年人配偶、子女等亲属提供有限的养老资源，履行对老年人物质和精神赡养的职责。在我国，居家养老模式为最基本、最广泛的养老方式。随着现代社会的竞争加剧，工作及生活节奏加快，致使家庭养老的人力成本剧增，赡养者疲惫不堪，再加上"421型"家庭的增多、空巢家庭等问题的出现，传统的家庭养老模式在新形势下显示出其历史的局限性。目前的居家养老不同于过去传统的家庭养老，它是家庭养老与社区养老的紧密结合，是指建立在个人、家庭、社区、国家基础之上的，以家庭为核心、以社区养老服务网络为依托、以专业化服务为依靠，为居住在家的老年人提供以解决日常生活等困难为主要内容的社会化服务，老年人可以通过社区获得两种主要服务：一是由经过专业培训的服务人员上门为他们开展照料服务；二是享受社区为他们提供的各项养老服务（如日间服务中心，为老年人提供日托服务）等。这是由我国现阶段的实际国情和老年人的养老需求共同决定的。可以说，目前我国老年人追求的最佳养老模式，是以社区为依托，建设集居住、养老、医疗、养生、娱乐等功能为一体的居家养老模式。

（二）社区养老模式

社区养老模式，以老年人居住地为核心，就近获取医护、娱乐和家政等服务，主要由所在社区进行主导和管理。社区养老的基本做法：在城市各个社区建立养老护理服务中心，老年人仍然居住在自己的家里，享受服务中心提供的营养和医疗护理，以及心理咨询服务，并由服务中心派出经过训练的养老护理员，按约定到老年人家中为老年人提供做饭、清扫、整理房间等家务服务和陪护老年人、倾听老年人诉说的亲情服务。社区养老的核心是将满足老年人需求的范围集中于社区；其关键点是社区通过合理组织为老年人提供完善的社会化服务；其根本目的在于让老年人可以继续生活在熟悉的环境中，并能满足其生活照料、医疗照护、精神心理等方面的需求。开展社区居家养老服务相对于机构养老，更为适应我国老年人的生活习惯和心理特征、满足老年人的心理需求、有助于他们安度晚年，也更为符合我国实际，符合大城市中心城区发展的社区为老服务思路。

（三）机构养老模式

机构养老模式是指通过专业机构为老年人提供生活护理、医疗、康复、文化娱乐等服务的养老方式。机构养老可以提供更全面更专业的医疗保健服务，保障老年人的身体健康，同时也能通过活动和交流等方式，维护老年人的心理健康。还能提供更为便利的生活服务，如饮食、洗漱、起居等方面，可以让老年人更加安心自在地享受晚年生活。我国从20世纪50年代到20世纪90年代，公办养老机构为主要的机构养老类型，服务对象集中于城市的“三无”老年人和农村的“五保”老年人。20世纪90年代以后，特别是2000年民政部《关于加快实现社会福利社会化的意见》出台后，新型的多元化社会养老体系逐步形成，民办养老机构不断增多。

第2节　养老机构评估

机构养老是老年人社会化养老的重要方式之一。养老机构的服务质量直接关系到入住老年人的切身利益。为进一步规范养老机构运营管理，提升养老机构服务质量，建立健全养老机构评价体系，2018年12月国家市场监督管理总局、国家标准化管理委员会联合发布了《养老机构等级划分与评定》(GB/T 37276—2018)国家标准，为开展养老机构等级评定工作提供了重要的实操性评价工具。

《养老机构等级划分与评定》(GB/T 37276—2018)规定了养老机构等级划分与标志、申请等级评定应满足的基本要求与条件、等级评定，评定项目包括环境、设施设备、运营管理和服务四个部分，总分为1000分，其中环境120分，设施设备130分，运营管理150分，服务600分。

一、申请等级评定的基本要求与条件

(一)养老机构应具备的基本要求与条件

申请等级评定的养老机构应具备以下有效执业证明，包括《营业执照》或《事业单位法人证书》或《民办非企业单位登记证书》；消防安全合格证明；房产证明或租赁使用证明；养老机构内设的餐饮服务机构具有食品经营许可证；养老机构内设的医疗机构具有医疗机构执业许可证或医疗机构执业备案证明；养老机构使用的特种设备，具有特种设备使用登记证；养老机构提供其他须经许可的服务，具有相应资质。

(二)养老机构工作人员应具备相应要求或资质

养老机构院长、副院长具有初中及以上文化程度；养老护理员经岗前培训合格后上岗；医生持有医师资格证书和医师执业证书，护士持有护士执业证书，特种设备管理人员具备相应上岗资质，其他专业技术人员持有与岗位相适应的专业资格证书或执业证书；所有提供生活照料、膳食、医疗护理服务的工作人员均持有健康证明。

(三)即时评估

老年人在养老机构居住期间，出现病情变化或突发意外情况时，应立即对老年人当时的健康问题和严重程度进行评估，及时与老年人的代理人沟通，确定是否转院治疗或采取其他医疗护理措施，必要时调整照护等级并修订照护计划。

(四)出院评估

当老年人计划离开养老机构，返回社区或居家养老时，应回顾老年人既往健康情况，目前的健康问题、能力情况和服务需求，协助制订居家照护计划，提出适老化环境改造建议。

二、养老机构等级评定内容

(一)一级养老机构

一级养老机构应同时满足以下条件。

1. 机构入住率不低于30%。
2. 提供的服务项目包括但不限于出入院服务、生活照料服务、膳食服务、清洁卫生服务、洗涤服

务、医疗护理服务、文化娱乐服务、心理/精神支持服务、安宁服务、委托服务。

（二）二级养老机构

二级养老机构应同时满足以下条件。

1. 机构入住率不低于35%。

2. 提供的服务项目包括但不限于出入院服务、生活照料服务、膳食服务、清洁卫生服务、洗涤服务、医疗护理服务、文化娱乐服务、心理/精神支持服务、安宁服务、委托服务。

（三）三级养老机构

三级养老机构应同时满足以下条件。

1. 机构入住率不低于40%。

2. 提供的服务项目包括但不限于出入院服务、生活照料服务、膳食服务、清洁卫生服务、洗涤服务、医疗护理服务、文化娱乐服务、心理/精神支持服务、安宁服务、委托服务、康复服务。

3. 院长或副院长具有高中及以上文化程度。

4. 至少有1名社会工作者指导开展社会工作服务。

5. 设卫生间的老年人居室占能力完好、轻度失能、中度失能老年人居室总数的比例不低于50%，其中能力完好、轻度失能、中度失能老年人应符合MZ/T 039的有关要求。

（四）四级养老机构

四级养老机构应同时满足以下条件。

1. 机构入住率不低于45%。

2. 提供的服务项目包括但不限于出入院服务、生活照料服务、膳食服务、清洁卫生服务、洗涤服务、医疗护理服务、文化娱乐服务、心理/精神支持服务、安宁服务、委托服务、康复服务、教育服务。

3. 院长或副院长具有大专及以上文化程度。

4. 每200名老年人（不足200名的按200名计算）至少配有1名专职社会工作者。

5. 设卫生间的老年人居室占能力完好、轻度失能、中度失能老年人居室总数的比例不低于60%。

6. 每间中度失能老年人居室的床位数不多于4张，每间重度失能老年人居室的床位数不多于6张，其中重度失能老年人应符合MZ/T 039的有关要求。

（五）五级养老机构

五级养老机构应同时满足以下条件。

1. 机构入住率不低于50%。

2. 提供的服务项目包括但不限于出入院服务、生活照料服务、膳食服务、清洁卫生服务、洗涤服务、医疗护理服务、文化娱乐服务、心理/精神支持服务、安宁服务、委托服务、康复服务、教育服务、居家上门服务。

3. 院长或副院长具有大专及以上文化程度。

4. 每200名老年人（不足200名的按200名计算）至少配有1名专职社会工作者。

5. 设卫生间的老年人居室占能力完好、轻度失能、中度失能老年人居室总数的比例不低于80%。

6. 每间中度失能老年人居室的床位数不多于4张，每间重度失能老年人居室的床位数不多于6张。

自 测 题

选择题

1. 关于养老服务的特点，以下陈述错误的是
   A. 社会性、公益性和福利性
   B. 综合性和地域性
   C. 专业性和示范性
   D. 低风险性
   E. 三全（全人、全员、全程）服务性
2. 关于我国养老服务业模式，以下陈述错误的是
   A. 包括居家养老、社区养老、机构养老三种模式
   B. 家庭养老模式由老年人配偶、子女等亲属提供有限的养老资源，履行对老年人物质和精神赡养的职责
   C. 社区养老模式以老年人居住地为核心，就近获取医护、娱乐和家政等服务
   D. 社区养老模式主要由家庭进行主导和管理
   E. 社区养老主要由所在社区进行主导和管理

（张双燕）

参 考 文 献

北京市民政局，2019. 北京市养老服务职业技能培训学校. 老年人失能与照护等级评估 - 评估员技能与应用. 北京：华龄出版社.

冯辉，2018. 养老服务评估. 长沙：中南大学出版社.

国家老年医学中心，中华医学会老年医学分会，中国老年保健协会糖尿病专业委员会，2021. 中国老年糖尿病诊疗指南（2021年版）. 中华糖尿病杂志，13（1）：14-46.

化前珍，胡秀英，2017. 老年护理学. 第4版. 北京：人民卫生出版社.

宋岳涛，2019. 老年综合评估. 第2版. 北京：中国协和医科大学出版社.

孙乐栋，李颖奕，刘娟，2018. 失能老人照护学. 北京：科学出版社.

谢培豪，2021. 养老机构服务与管理. 北京：科学出版社.

于普林，2017. 老年医学. 第2版. 北京：人民卫生出版社.

中国老年医学学会高血压分会，国家老年疾病临床医学研究中心，中国老年心血管病防治联盟，等，2019. 中国老年高血压管理指南2019. 中国心血管杂志，24（1）：1-23.

中国营养学会，2016. 中国居民膳食指南-2016. 北京：人民卫生出版社.

中华医学会神经病学分会帕金森病及运动障碍学组，中国医师协会神经内科医师分会帕金森病及运动障碍学组，2020. 中国帕金森病治疗指南（第四版）. 中华神经科杂志，53（12）：973-986.

自测题参考答案

第1章

1. B　2. C　3. E　4. A　5. D　6. B

第2章

1. C　2. C　3. A　4. C　5. C　6. D　7. B　8. B

第3章

1. C　2. B　3. D　4. D　5. B　6. C　7. D

第4章

1. A　2. B　3. C　4. B　5. A　6. D　7. C　8. A　9. B

第5章

1. D　2. B　3. A　4. B　5. D　6. B　7. D　8. D　9. A　10. D　11. D　12. D　13. A　14. D　15. B　16. B　17. B　18. C　19. C　20. C　21. D　22. C　23. C　24. D　25. C　26. B　27. A　28. C　29. D　30. A　31. D　32. D　33. B　34. C　35. B　36. C　37. D　38. B　39. D　40. D　41. D　42. D　43. C　44. B　45. B

第6章

1. A　2. C　3. A　4. D　5. A　6. B　7. D　8. A　9. A　10. B　11. B　12. D　13. C　14. D　15. C　16. B　17. B　18. D　19. C　20. C　21. D　22. B　23. B

第7章

1. D　2. D